Cuisine facile et rapide avec la friteuse à air

100 recettes saines et rapides

pour tous les jours

Michèle COHEN
© 2020 M. COHEN

Table des matières

Introduction...9

Recettes faciles pour la friteuse à air...11

    PETIT DÉJEUNER 13

        Omelette à la feta--14

        Délicieux petit déjeuner soufflé------------------------------------15

        Sandwich frit à l'air---16

        Délicieuses pommes de terre ---------------------------------------17

        Mélange de saucisses ---18

        Casserole à biscuits --19

        Frittata aux asperges ---20

        Œufs brouillés ---21

        Quiche aux tomates --22

        Tofu fumé ---23

        Pain au fromage ---24

        Omelette à l'espagnole --25

        Frittata aux artichauts---26

        Sandwich au fromage--27

        Omelette aux haricots longs --------------------------------------28

        Pommes de terre à l'ail et au bacon ------------------------------29

        Rouleaux de jambon ---30

        Pouding au millet et dates---31

        Tortilla aux petits pois--32

        Gruau d'avoine à la cannelle -------------------------------------33

    COLLATIONS ET AMUSE-GUEULE 35

        Chips de banane --- 36

        Cake aux courgettes--- 37

        Craquelins au pesto --- 38

Chips de pommes de terre -- 39

Ailes de poulet-- 40

Chips d'avocat--- 41

Muffins à la citrouille--- 42

Collation au bœuf séché--- 43

Ailes de poulet au miel --- 44

Galettes de saumon --- 46

Rouleaux de printemps -- 48

Bâtonnets de crabe -- 47

Boulettes de saumon -- 50

Snack de pois chiches --- 51

Boulettes de saucisse --- 52

Bacon sucré -- 53

Pop-corn sucré --- 54

Crevettes croustillantes--- 56

Nuggets de poisson --- 58

Bâtonnets de poisson --- 55

PLATS PRINCIPAUX...**59**

Délicieux poisson-chat -- 60

Crevettes piquantes --- 61

Maquereau au citron -- 62

Truite à la sauce au beurre --- 63

Saumon à la moutarde --- 64

Morue à la française --- 65

Poulet au parmesan --- 66

Magret de canard au miel --- 68

Poulet aux câpres-- 69

Poulet aux asperges --- 70

Poulet au fromage-- 71

Steak et brocoli -- 72

Filet mignon à la provençale ----------------------------------- 73

Côtelettes d'agneau à l'ail ------------------------------------- 74

Carré d'agneau croustillant ------------------------------------- 76

Filet de bœuf à l'ail --- 77

Côtelettes de porc marinées------------------------------------- 78

Rôti de porc au fenouil --- 79

Jarrets d'agneau -- 80

Saucisse aux champignons--------------------------------------- 81

PLATS D'ACCOMPAGNEMENT **83**

Épis de maïs au fromage -- 84

Choux de Bruxelles -- 85

Haricots verts --- 86

Citrouille rôtie -- 87

Champignons au parmesan -------------------------------------- 88

Pommes de terre à l'ail -- 90

Frites d'aubergine --- 89

Galettes de chou-fleur --- 92

Tomates aux herbes -- 93

Poivrons rôtis --- 94

Endives à la crème --- 95

Carottes rôties--- 96

Brocoli frit-- 97

Pommes de terre rouges et haricots verts ----------------------- 98

Tortillas chips--- 99

Croquettes de courgettes -------------------------------------100

Légumes à la grecque---101

Artichauts au citron ---102

Betterave à l'ail--103

Mélange de courges d'été-------------------------------------104

DÉSERTS..**105**

Beignets faciles --- 106

Poires enrobées --- 107

Bananes frites --- 108

Pain à l'orange -- 109

Cheese-cake au gingembre --- 110

Cookies au cacao -- 111

Scones aux bleuets -- 112

Macarons -- 114

Brownies aux dattes--- 115

Cake à la ricotta -- 116

Pouding aux bleuets--- 118

Dessert aux poires -- 119

Figues au beurre de coco --- 120

Pommes farcies --- 121

Cookies aux amandes --- 122

Barres au citron --- 123

Barres aux framboises -- 124

Carrés sucrés --- 125

Barres aux noix de cajou --- 126

Craquelins aux bleuets --- 127

Conclusion **129**

Conversion des unités de mesure..**131**

Introduction

Êtes-vous toujours à la recherche de moyens plus faciles et plus modernes pour cuisiner de meilleurs repas pour vous et tous vos proches ?

Êtes-vous constamment à la recherche d'appareils de cuisine utiles qui rendront votre tâche dans la cuisine plus amusante ?

Eh bien, vous n'avez plus besoin de chercher ! Nous vous présentons aujourd'hui le meilleur appareil de cuisine disponible sur le marché : la friteuse à air.

Les friteuses à air sont tout simplement les meilleurs outils de cuisine pour de nombreuses raisons.

Tout d'abord, les friteuses à air sont des appareils de cuisine spéciaux et révolutionnaires qui cuisinent vos aliments grâce à la circulation de l'air chaud. Ces outils utilisent une technologie spéciale appelée technologie de l'air rapide. Ainsi, tous les aliments que vous cuisinez dans ces friteuses sont succulents à l'intérieur et parfaitement cuits à l'extérieur.

Les friteuses à air permettent de frire, griller, cuire à la vapeur et rôtir à peu près tout ce que vous pouvez imaginer.

Enfin, sachez que les friteuses à air vous aident à préparer vos repas de façon beaucoup plus saine et dans peu de temps.

Tant de gens dans le monde sont tombés amoureux de cet outil formidable et étonnant, et maintenant c'est à votre tour de devenir l'un d'entre eux.

Cette collection de recettes vous montrera comment préparer des petits déjeuners, de délicieux plats principaux, des plats d'accompagnement, des collations, des amuse-gueules, des recettes de poisson et de fruits de mer, des recettes de viande, de volaille et de légumes et bien sûr, de délicieux desserts en utilisant votre nouvel outil de cuisine.

Je peux vous assurer que tous les plats que vous cuisinez dans votre friteuse à air seront si bons et que tout le monde admirera vos talents culinaires !

Laissez-vous inspirer par ces recettes pour préparer des repas sains et équilibrés pour vous et votre famille.

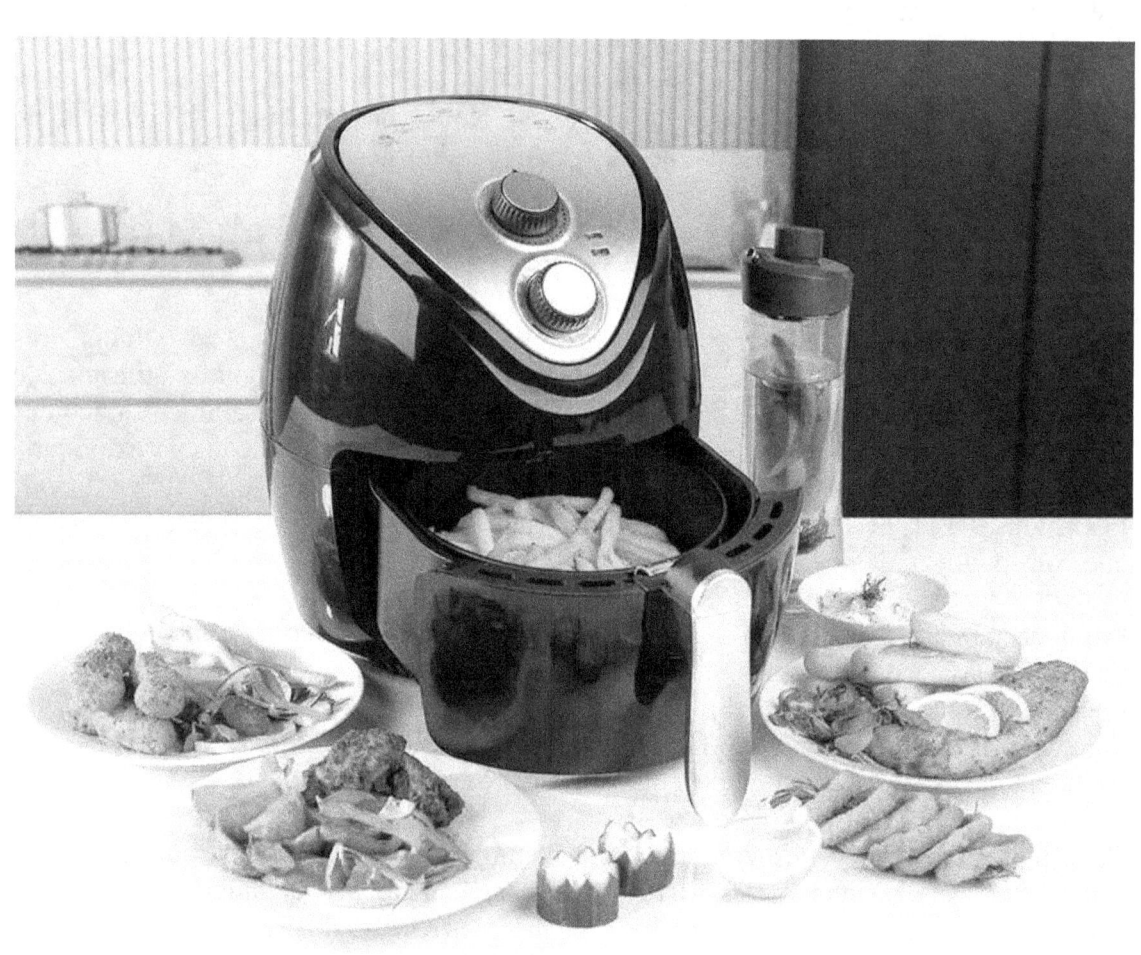

Recettes faciles pour la friteuse à air

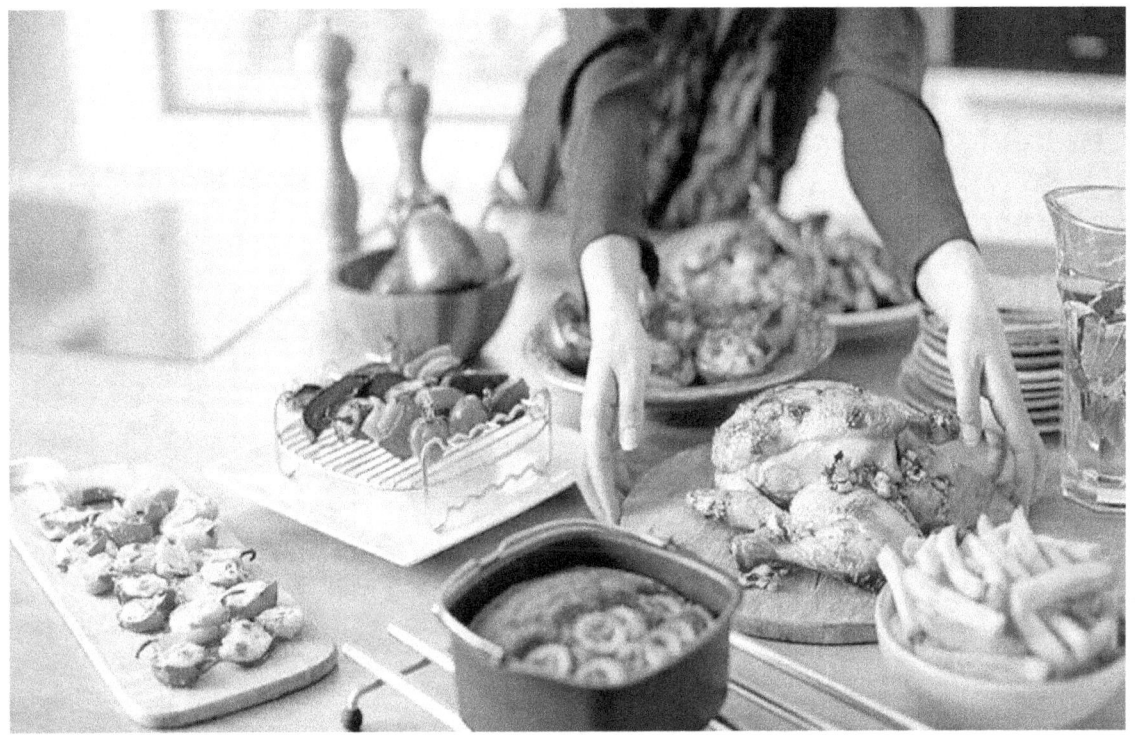

PETIT DÉJEUNER

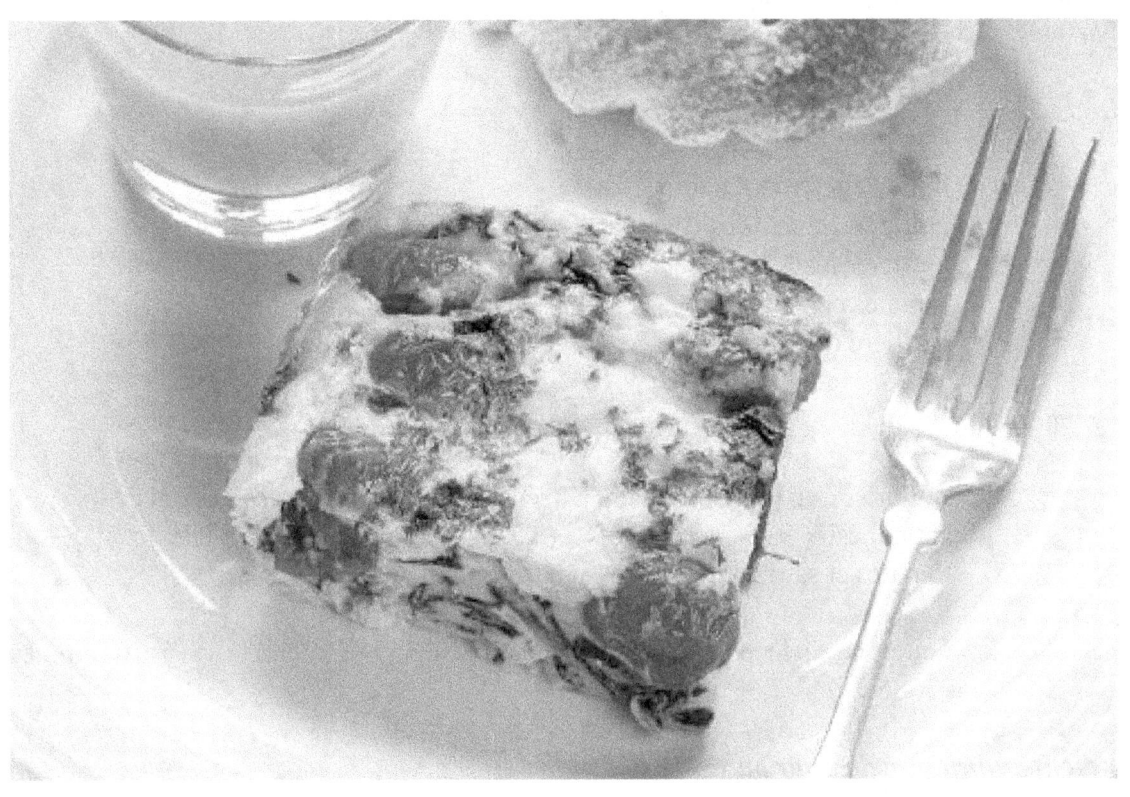

Omelette à la feta

Temps de préparation : 5 minutes
Temps de cuisson : 10 minutes
Portions : 2

Ingrédients

- 3 œufs, légèrement battus
- 3 cuillères de feuilles d'épinards
- 2 cuillères à soupe de feta émiettée
- 6 tomates cerises, coupées en quartiers
- ⅛ cuillère d'origan

Préparation

1. Vaporisez un plat de cuisson carré adapté à votre friteuse à air avec un spray antiadhésif. Versez les œufs et recouvrez-les d'épinards, de fromage, de tomates et saupoudrez le dessus d'origan.

2. Faites cuire le plat à la friteuse à air à 165 °C pendant 8 à 10 minutes.

Valeurs nutritionnelles par portion

Calories 238, Matière grasse 4g, Fibres 7g, Glucides 14g, Protéines 7g

Délicieux petit déjeuner soufflé

Temps de préparation : 10 minutes
Temps de cuisson : 8 minutes
Portions : 4

Ingrédients

- 4 œufs, fouettés
- 4 cuillères de crème épaisse
- Une pincée de piment rouge
- 2 cuillères de persil haché
- 2 cuillères de ciboulette hachée
- Sel et poivre noir

Préparation

1. Dans un bol, mélangez les œufs avec le sel, le poivre, la crème épaisse, le piment rouge, le persil et la ciboulette, remuez bien et répartissez dans 4 moules.

2. Disposez les plats dans votre friteuse et faites cuire les soufflés à 175 °C pendant 8 minutes.

3. Servez les plats chauds.

Valeurs nutritionnelles par portion

*Calories 300, Matière grasse 7g, Fibres 9g, Glucides 15g, Protéines 6*g

Sandwich frit à l'air

Temps de préparation : 10 minutes
Temps de cuisson : 6 minutes
Portions : 2

Ingrédients

- 2 muffins anglais, coupés en deux
- 2 œufs
- 2 tranches de bacon
- Sel et poivre noir

Préparation

1. Cassez les œufs dans la friteuse, ajoutez le bacon sur le dessus, couvrez et faites cuire à 200 °C pendant 6 minutes.

2. Faites chauffer vos moitiés de muffins anglais au micro-ondes pendant quelques secondes, répartissez les œufs sur 2 moitiés, ajoutez le bacon sur le dessus, salez et poivrez, recouvrez avec les 2 autres muffins anglais et servez au petit déjeuner.

Valeurs nutritionnelles par portion

Calories 261, Matière grasse 5g, Fibres 8g, Glucides 12g, Protéines 4g

Délicieuses pommes de terre

Temps de préparation : 10 minutes
Temps de cuisson : 35 minutes
Portions : 4

Ingrédients

- 2 cuillères d'huile d'olive
- 3 pommes de terre, coupées en cubes
- 1 oignon jaune, haché
- 1 poivron rouge, haché
- Sel et poivre noir
- 1 cuillère de poudre d'ail
- 1 cuillère de paprika doux
- 1 cuillère de poudre d'oignon

Préparation

1. Graissez le panier de votre friteuse avec de l'huile d'olive, ajoutez les pommes de terre, mélangez et assaisonnez avec du sel et du poivre.

2. Ajoutez l'oignon, le poivron, la poudre d'ail, le paprika et la poudre d'oignon, bien mélanger, couvrir et cuire à 190 °C pendant 30 minutes.

3. Répartissez le mélange de pommes de terre dans les assiettes et servez au petit déjeuner.

Valeurs nutritionnelles par portion

Calories 214, Matière grasse 6g, Fibres 8g, Glucides 15g, Protéines 4g

Mélange de saucisses

Temps de préparation : 10 minutes
Temps de cuisson : 20 minutes
Portions : 4

Ingrédients

- 280 g de saucisses, cuites et émiettées
- 1 tasse de fromage cheddar, râpé
- 1 tasse de fromage mozzarella, râpé
- 8 œufs, fouettés
- 1 tasse de lait
- Sel et poivre noir

Préparation

1. Dans un bol, mélangez les saucisses avec le fromage, la mozzarella, les œufs, le lait, le sel et le poivre et fouettez bien.

2. Faites chauffer votre friteuse à 190 °C, vaporisez de l'huile de cuisson, ajoutez les œufs et le mélange à saucisse et faites cuire pendant 20 minutes.

3. Répartissez dans des assiettes et servez.

Valeurs nutritionnelles par portion

Calories 320, Matière grasse 6g, Fibres 8g, Glucides 12g, Protéines 5g

Casserole à biscuits

Temps de préparation : 10 minutes
Temps de cuisson : 15 minutes
Portions : 8

Ingrédients

- 340 g de biscuits, coupés en quartiers
- 3 cuillères de farine
- 200 g de saucisse, hachée
- Sel et poivre noir
- 2½ tasses de lait

Préparation

1. Graissez votre friteuse à air avec un enduit végétal et faites-la chauffer à plus de 175 °C.

2. Ajoutez les biscuits sur le fond et mélangez avec la saucisse.

3. Ajoutez la farine, le lait, le sel et le poivre, remuez un peu et faites cuire pendant 15 minutes.

4. Répartissez dans les assiettes et servez au petit déjeuner.

Valeurs nutritionnelles par portion

Calories 321, Matière grasse 4g, Fibres 7g, Glucides 12g, Protéines 5g

Frittata aux asperges

Temps de préparation : 10 minutes
Temps de cuisson : 5 minutes
Portions : 2

Ingrédients

- 4 œufs, fouettés
- 2 cuillères de parmesan, râpé
- 4 cuillères de lait
- Sel et poivre noir
- 10 pointes d'asperges, cuites à la vapeur

Préparation

1. Dans un bol, mélangez les œufs avec le parmesan, le lait, le sel et le poivre et fouettez bien.

2. Faites chauffer votre friteuse à 205 °C et graissez avec un enduit végétal.

3. Ajoutez les asperges, ajoutez le mélange d'œufs, remuez un peu et faites cuire pendant 5 minutes.

4. Répartissez la frittata sur les assiettes et servez au petit déjeuner.

Valeurs nutritionnelles par portion

Calories 312, Matière grasse 5g, Fibres 8g, Glucides 14g, Protéines 2g

Œufs brouillés

Temps de préparation : 10 minutes
Temps de cuisson : 10 minutes
Portions : 2

Ingrédients

- 2 œufs
- 2 cuillères de beurre
- Sel et poivre noir
- 1 poivron rouge, haché
- Une pincée de paprika doux

Préparation

1. Dans un bol, mélangez les œufs avec le sel, le poivre, le paprika et le poivron rouge et fouettez bien.

2. Chauffez votre friteuse à 60 °C, ajoutez du beurre et faites-la fondre.

3. Ajoutez le mélange d'œufs, remuez et faites cuire pendant 10 minutes.

4. Répartissez les œufs brouillés sur des assiettes et servez-les au petit déjeuner.

Valeurs nutritionnelles par portion

Calories 200, Matière grasse 4g, Fibres 7g, Glucides 10g, Protéines 3g

Quiche aux tomates

Temps de préparation : 10 minutes
Temps de cuisson : 30 minutes
Portions : 1

Ingrédients

- 2 cuillères d'oignon jaune, haché
- 2 œufs
- ¼ tasse de lait
- ½ tasse de fromage gouda râpé, râpé
- ¼ tasse de tomates coupées en morceaux
- Sel et poivre noir

Préparation

1. Graissez un ramequin avec un spray de cuisson.

2. Cassez les œufs, ajoutez l'oignon, le lait, le fromage, les tomates, le sel et le poivre et remuez.

3. Ajoutez ceci dans la poêle de votre friteuse et faites cuire à 170 °C pendant 30 minutes.

4. Servez chaud.

Valeurs nutritionnelles par portion

Calories 241, Matière grasse 6g, Fibres 8g, Glucides 14g, Protéines 6g

Tofu fumé

Temps de préparation : 10 minutes
Temps de cuisson : 12 minutes
Portions : 2

Ingrédients

- 1 bloc de tofu, pressé et coupé en cubes
- Sel et poivre noir
- 1 cuillère de paprika fumé
- ¼ tasse de fécule de maïs

Préparation

1. Graissez le panier de votre friteuse à air avec de l'aérosol de cuisson et chauffez la friteuse à 190 °C.

2. Dans un bol, mélangez le tofu avec le sel, le poivre, le paprika fumé et la fécule de maïs et mélangez bien.

3. Ajoutez le tofu au panier de la friteuse et faites cuire pendant 12 minutes en agitant la friteuse toutes les 4 minutes.

4. Répartissez dans des bols et servez au petit déjeuner.

Valeurs nutritionnelles par portion

Calories 172, Matière grasse 4g, Fibres 7g, Glucides 12g, Protéines 4g

Pain au fromage

Temps de préparation : 10 minutes
Temps de cuisson : 8 minutes
Portions : 3

Ingrédients

- 6 tranches de pain
- 5 cuillères de beurre fondu
- 3 gousses d'ail, hachées
- 6 cuillères de pesto aux tomates
- 1 tasse de fromage mozzarella, râpé

Préparation

1. Disposez les tranches de pain sur une surface de travail.

2. Étalez du beurre partout, divisez la pâte de tomates, l'ail et garnissez de fromage râpé.

3. Ajoutez des tranches de pain à votre friteuse à air chaud et faites-les cuire à 175 °C pendant 8 minutes.

4. Répartissez dans les assiettes et servez au petit déjeuner.

Valeurs nutritionnelles par portion

Calories 187, Matière grasse 5g, Fibres 6g, Glucides 8g, Protéines 3g

Omelette à l'espagnole

Temps de préparation : 10 minutes
Temps de cuisson : 10 minutes
Portions : 4

Ingrédients

- 3 œufs
- 100 g de chorizo, haché
- 1 pomme de terre, coupée en cubes
- ½ tasse de maïs
- 1 cuillère d'huile d'olive
- 1 cuillère de persil haché
- 1 cuillère de fromage feta, émietté
- Sel et poivre noir

Préparation

1. Chauffez votre friteuse à 175 °C et ajoutez de l'huile.

2. Ajoutez le chorizo et les pommes de terre, remuez et faites-les dorer quelques secondes.

3. Dans un bol, mélangez les œufs avec le maïs, le persil, le fromage, le sel et le poivre et fouettez.

4. Versez ce mélange sur le chorizo et les pommes de terre, tartinez et faites cuire pendant 5 minutes.

5. Répartissez l'omelette sur les assiettes et servez au petit déjeuner.

Valeurs nutritionnelles par portion

Calories 300, Matière grasse 6g, Fibres 9g, Glucides 12g, Protéines 6g

Frittata aux artichauts

Temps de préparation : 10 minutes
Temps de cuisson : 15 minutes
Portions : 6

Ingrédients

- 3 cœurs d'artichauts en conserve, égouttés et hachés
- 2 cuillères d'huile d'olive
- ½ cuillère d'origan séché
- Sel et poivre noir
- 6 œufs, fouettés

Préparation

1. Dans un bol, mélangez les artichauts avec l'origan, le sel, le poivre et les œufs et fouettez bien.

2. Ajoutez l'huile dans la poêle de votre friteuse, ajoutez le mélange d'œufs et faites cuire à 160 °C pendant 15 minutes.

3. Répartissez la frittata sur les assiettes et servez au petit déjeuner.

Valeurs nutritionnelles par portion

Calories 136, Matière grasse 6g, Fibres 6g, Glucides 9g, Protéines 4g

Sandwich au fromage

Temps de préparation : 10 minutes
Temps de cuisson : 8 minutes
Portions : 1

Ingrédients

- 2 tranches de pain
- 2 cuillères de beurre
- 2 tranches de fromage cheddar
- Une pincée de paprika doux

Préparation

1. Étalez le beurre sur les tranches de pain, ajoutez du fromage cheddar sur l'une d'elles, saupoudrez de paprika, garnissez des autres tranches de pain, coupez-les en deux, placez-les dans votre friteuse et faites cuire 8 minutes, à 190 °C, en les retournant une fois.

2. Mettez-les dans une assiette et servez-les à l'heure.

Valeurs nutritionnelles par portion

Calories 130, Matière grasse 3g, Fibres 5g, Glucides 9g, Protéines 3g

Omelette aux haricots longs

Temps de préparation : 10 minutes
Temps de cuisson : 10 minutes
Portions : 3

Ingrédients

- ½ cuillère de sauce soja
- 1 cuillère d'huile d'olive
- 3 œufs, fouettés
- Une pincée de sel
- Une pincée de poivre noir
- 4 gousses d'ail, hachées
- 4 haricots longs, parés et tranchés

Préparation

1. Dans un bol, mélangez les œufs avec une pincée de sel, de poivre noir et de sauce soja et fouettez bien.

2. Faites chauffer votre friteuse à 160 °C, ajoutez l'huile et l'ail, remuez et faites dorer pendant 1 minute.

3. Ajoutez les haricots longs et les œufs, mélangez, tartinez et faites cuire pendant 10 minutes.

4. Répartissez l'omelette sur les assiettes et servez au petit déjeuner.

Valeurs nutritionnelles par portion

Calories 200, Matière grasse 3g, Fibres 7g, Glucides 9g, Protéines 3g

Pommes de terre à l'ail et au bacon

Temps de préparation : 10 minutes
Temps de cuisson : 20 minutes
Portions : 4

Ingrédients

- 4 pommes de terre, pelées et coupées en cubes
- 6 gousses d'ail, hachées
- 4 tranches de bacon, hachées
- 2 branches de romarin, hachées
- 1 cuillère d'huile d'olive
- Sel et poivre noir
- 2 œufs, fouettés

Préparation

1. Dans la poêle de votre friteuse, mélangez l'huile avec les pommes de terre, l'ail, le bacon, le romarin, le sel, le poivre et les œufs et fouettez.

2. Faites cuire les pommes de terre à 205 °C pendant 20 minutes.

3. Répartissez le tout sur des assiettes et servez au petit déjeuner.

Valeurs nutritionnelles par portion

Calories 211, Matière grasse 3g, Fibres 5g, Glucides 8g, Protéines 5g

Rouleaux de jambon

Temps de préparation : 10 minutes
Temps de cuisson : 10 minutes
Portions : 4

Ingrédients

- 1 feuille de pâte feuilletée
- 4 poignées de fromage gruyère, râpé
- 4 cuillères de moutarde
- 8 tranches de jambon, hachées

Préparation

1. Étalez la pâte feuilletée sur une surface de travail, divisez le fromage, le jambon et la moutarde, roulez fermement et coupez en rondelles moyennes.

2. Placez tous les petits pains dans une friteuse et faites-les cuire pendant 10 minutes à 190 °C.

3. Répartissez les petits pains sur des assiettes et servez-les au petit déjeuner.

Valeurs nutritionnelles par portion

Calories 182, Matière grasse 4g, Fibres 7g, Glucides 9g, Protéines 8g

Pouding au millet et dates

Temps de préparation : 10 minutes
Temps de cuisson : 15 minutes
Portions : 4

Ingrédients

- 400 ml de lait
- 200 ml d'eau
- 2/3 tasse de millet
- 4 dattes, dénoyautées

Préparation

1. Mettez le millet dans une poêle adaptée à votre friteuse, ajoutez les dattes, le lait et l'eau, remuez, introduisez-le dans votre friteuse et faites cuire à 180 °C pendant 15 minutes.

2. Répartissez dans les assiettes, arrosez de miel sur le dessus et servez au petit déjeuner.

Valeurs nutritionnelles par portion

Calories 231, Matière grasse 6g, Fibres 6g, Glucides 18g, Protéines 6g

Tortilla aux petits pois

Temps de préparation : 10 minutes
Temps de cuisson : 7 minutes
Portions : 8

Ingrédients

- 200 g de petits pois
- 4 cuillères de beurre
- 1½ tasse de yogourt
- 8 œufs
- ½ tasse de menthe, hachée
- Sel et poivre noir

Préparation

1. Faites chauffer à feu moyen une poêle qui convient à votre friteuse avec le beurre, ajoutez les petits pois, remuez et faites cuire pendant quelques minutes.

2. Entre-temps, dans un bol, mélangez la moitié du yogourt avec le sel, le poivre, les œufs et la menthe et fouettez bien.

3. Versez ce mélange sur les petits pois, mélangez, introduisez dans votre friteuse et faites cuire à 175 °C pendant 7 minutes.

4. Étalez le reste du yogourt sur votre tortilla, tranchez-la et servez.

Valeurs nutritionnelles par portion

Calories 192, Matière grasse 5g, Fibres 4g, Glucides 8g, Protéines 7g

Gruau d'avoine à la cannelle

Temps de préparation : 10 minutes
Temps de cuisson : 15 minutes
Portions : 3

Ingrédients

- 3 tasses d'eau
- 1 tasse d'avoine coupée en acier
- 1 pomme, évidée et hachée
- 1 cuillère de cannelle en poudre

Préparation

1. Dans votre friteuse, mélangez l'eau avec l'avoine, la cannelle et la pomme, remuez, couvrez et faites cuire à 185 °C pendant 15 minutes.

2. Remuez à nouveau, répartissez dans des bols et servez au petit déjeuner.

Valeurs nutritionnelles par portion

Calories 200, Matière grasse 1g, Fibres 7g, Glucides 12g, Protéines 10g

COLLATIONS ET AMUSE-GUEULE

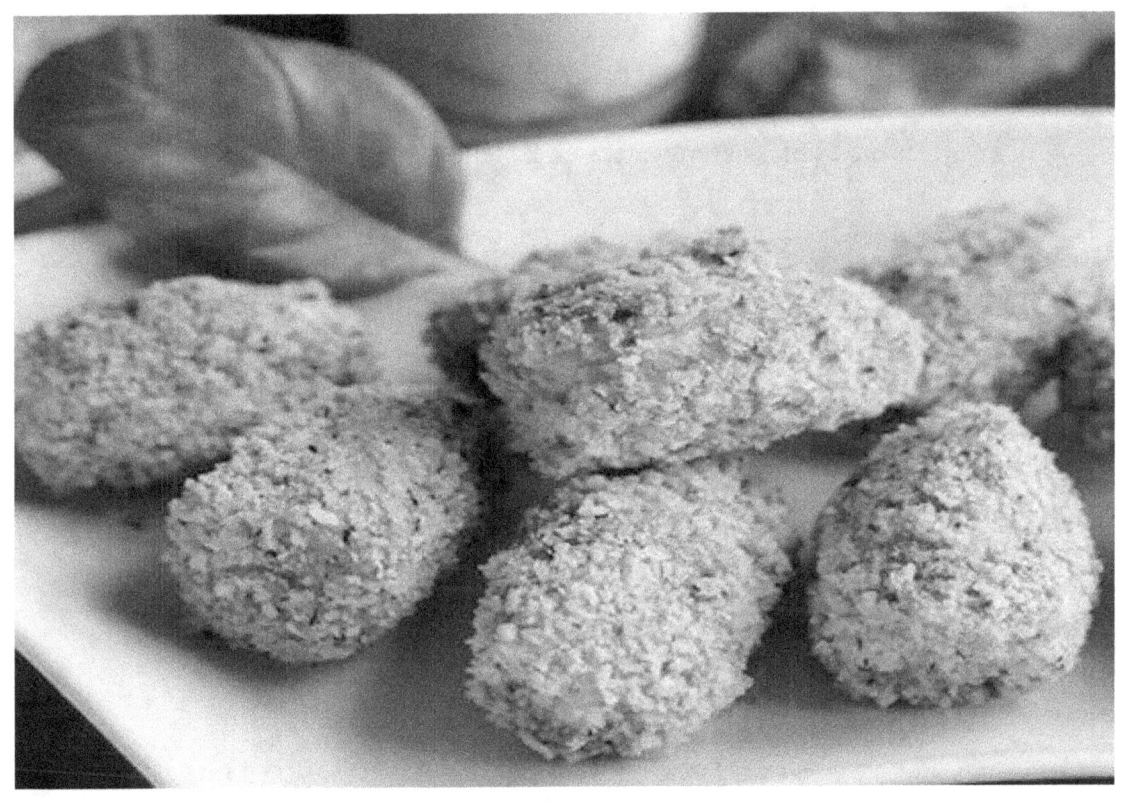

Chips de banane

Temps de préparation : 10 minutes
Temps de cuisson : 10 minutes
Portions : 4

Ingrédients

- 4 bananes, pelées et tranchées en lamelles
- Un peu d'huile d'olive
- Une pincée de poivre noir

Préparation

1. Mettez les tranches de banane dans votre friteuse, arrosez d'huile, assaisonnez de poivre, mélangez pour enrober doucement et faites cuire à 360° pendant 10 minutes.

2. Servez comme collation.

Valeurs nutritionnelles par portion

Calories 100, Matière grasse 7g, Fibres 1g, Glucides 20g, Protéines 1g

Cake aux courgettes

Temps de préparation : 10 minutes
Temps de cuisson : 12 minutes
Portions : 12

Ingrédients

- ½ tasse d'aneth haché
- 1 œuf
- ½ tasse de farine de blé
- Sel et poivre noir
- 1 oignon jaune, haché
- 2 gousses d'ail, hachées
- 3 courgettes, râpées

Préparation

1. Dans un bol, mélangez les courgettes avec l'ail, l'oignon, la farine, le sel, le poivre, l'œuf et l'aneth, mélangez bien, façonnez de petites galettes de ce mélange, vaporisez-les d'enduit végétal, placez-les dans votre panier à frire et faites cuire à 190 °C pendant 6 minutes sur chaque côté.

2. Servez-les tout de suite en collation.

Valeurs nutritionnelles par portion

Calories 60, Matière grasse 1g, Fibres 2g, Glucides 6g, Protéines 2g

Craquelins au pesto

Temps de préparation : 10 minutes
Temps de cuisson : 17 minutes
Portions : 6

Ingrédients

- ½ cuillère de levure chimique
- Sel et poivre noir
- 1¼ tasse de farine
- ¼ cuillère de basilic séché
- 1 gousse d'ail, hachée
- 2 cuillères de pesto au basilic
- 3 cuillères de beurre

Préparation

1. Dans un bol, mélangez le sel, le poivre, la levure chimique, la farine, l'ail, le piment de Cayenne, le basilic, le pesto et le beurre et remuez jusqu'à obtention d'une pâte.

2. Étalez cette pâte sur une plaque à pâtisserie doublée qui s'adapte à votre friteuse, introduisez-la dans la friteuse à 160 °C et faites-la cuire pendant 17 minutes.

3. Laissez refroidir, coupez les craquelins et servez-les en collation.

Valeurs nutritionnelles par portion

Calories 200, Matière grasse 20g, Fibres 1g, Glucides 4g, Protéines 7g

Chips de pommes de terre

Temps de préparation : 30 minutes
Temps de cuisson : 30 minutes
Portions : 4

Ingrédients

- 4 pommes de terre, pelées et coupées en fines lamelles
- Une pincée de sel
- 1 cuillère d'huile d'olive
- 2 cuillères de romarin haché

Préparation

1. Dans un bol, mettez les lamelles de pommes de terre avec du sel et de l'huile, mélangez pour enrober, placez-les dans le panier de votre friteuse et faites cuire à 165 °C pendant 30 minutes.

2. Répartissez-les dans des bols, saupoudrez de romarin partout et servez comme collation.

Valeurs nutritionnelles par portion

Calories 200, Matière grasse 4g, Fibres 4g, Glucides 14g, Protéines 5g

Ailes de poulet

Temps de préparation : 10 minutes
Temps de cuisson : 60 minutes
Portions : 2

Ingrédients

- 16 ailes de poulet
- Sel et poivre noir
- ¼ tasse de beurre
- ¾ tasse de fécule de pomme de terre
- ¼ tasse de miel
- 4 cuillères d'ail haché

Préparation

1. Dans un bol, mélangez les ailes de poulet avec le sel, le poivre et la fécule de pomme de terre, mélangez bien, transférez dans le panier de votre friteuse, faites-les cuire à 190 °C pendant 25 minutes et à 205 °C pendant 5 minutes de plus.

2. Pendant ce temps, faites chauffer une poêle avec le beurre à feu moyen vif, faites-la fondre, ajoutez l'ail, remuez, faites cuire pendant 5 minutes, puis mélangez avec du sel, du poivre et du miel.

3. Bien fouetter, puis laisser cuire à feu moyen pendant 20 minutes et retirer du feu.

4. Posez les ailes de poulet sur un plateau, arrosez de sauce au miel et servez comme apéritif.

Valeurs nutritionnelles par portion

Calories 244, Matière grasse 7g, Fibres 3g, Glucides 19g, Protéines 8g

Chips d'avocat

Temps de préparation : 10 minutes
Temps de cuisson : 10 minutes
Portions : 3

Ingrédients

- 1 avocat, dénoyauté, pelé et tranché
- Sel et poivre noir
- ½ tasse de chapelure végétalienne
- Un filet d'huile d'olive

Préparation

1. Dans un bol, mélangez la chapelure avec le sel et le poivre et remuez.

2. Arrosez les tranches d'avocat avec l'huile, enrobez-les de chapelure, placez-les dans le panier de la friteuse et faites cuire à 200 °C pendant 10 minutes en secouant à moitié.

3. Répartissez-les dans des bols et servez-les comme collation.

Valeurs nutritionnelles par portion

Calories 180, Matière grasse 11g, Fibres 3g, Glucides 7g, Protéines 4g

Muffins à la citrouille

Temps de préparation : 10 minutes
Temps de cuisson : 15 minutes
Portions : 18

Ingrédients

- ¼ tasse de beurre
- ¾ purée de citrouille de tasse
- 2 cuillères de farine de graines de lin
- ¼ tasse de farine
- ½ tasse de sucre
- ½ cuillère de muscade moulue
- 1 cuillère de cannelle en poudre
- ½ cuillère de bicarbonate de soude
- 1 œuf
- ½ cuillère de levure chimique

Préparation

1. Dans un bol, mélangez le beurre avec la purée de citrouille et l'œuf et mélangez bien.

2. Ajoutez la farine de lin, la farine, le sucre, le bicarbonate de soude, la poudre à pâte, la muscade et la cannelle et remuez bien.

3. À l'aide d'une cuillère, déposez dans un moule à muffins qui convient à votre friteuse, introduisez-le dans la friteuse à 175 °C et faites-le cuire pendant 15 minutes.

4. Servez les muffins froids comme collation.

Valeurs nutritionnelles par portion

Calories 50, Matière grasse 3g, Fibres 1g, Glucides 2g, Protéines 2g

Collation au bœuf séché

Temps de préparation : 120 minutes
Temps de cuisson : 90 minutes
Portions : 6

Ingrédients

- 2 tasses de sauce soja
- 2 cuillères de poivre noir en grains
- 2 cuillères de poivre noir
- 900 g de rond de gîte de bœuf, tranché

Préparation

1. Dans un bol, mélangez la sauce soja avec les grains de poivre noir et le poivre noir et fouettez bien.

2. Ajoutez les tranches de bœuf, mélangez pour enrober et laissez reposer au réfrigérateur pendant 6 heures.

3. Introduisez les ronds de bœuf dans votre friteuse et faites-les cuire à 190 °C pendant 1 heure et 30 minutes.

4. Versez dans un bol et servez froid.

Valeurs nutritionnelles par portion

Calories 300, Matière grasse 12g, Fibres 4g, Glucides 3g, Protéines 8g

Ailes de poulet au miel

Temps de préparation : 70 minutes
Temps de cuisson : 12 minutes
Portions : 8

Ingrédients

- 16 ailes de poulet, coupées en deux
- 2 cuillères de sauce soja
- 2 cuillères de miel
- Sel et poivre noir
- 2 cuillères de jus de citron vert

Préparation

1. Dans un bol, mélangez les ailes de poulet avec la sauce soja, le miel, le sel, le poivre et le jus de lime, remuez bien et conservez au réfrigérateur pendant 1 heure.

2. Transférez les ailes de poulet dans votre friteuse et faites-les cuire à 180 °C pendant 12 minutes en les retournant à moitié.

3. Disposez-les sur un plateau et servez-les comme apéritif.

Valeurs nutritionnelles par portion

Calories 211, Matière grasse 4g, Fibres 7g, Glucides 14g, Protéines 3g

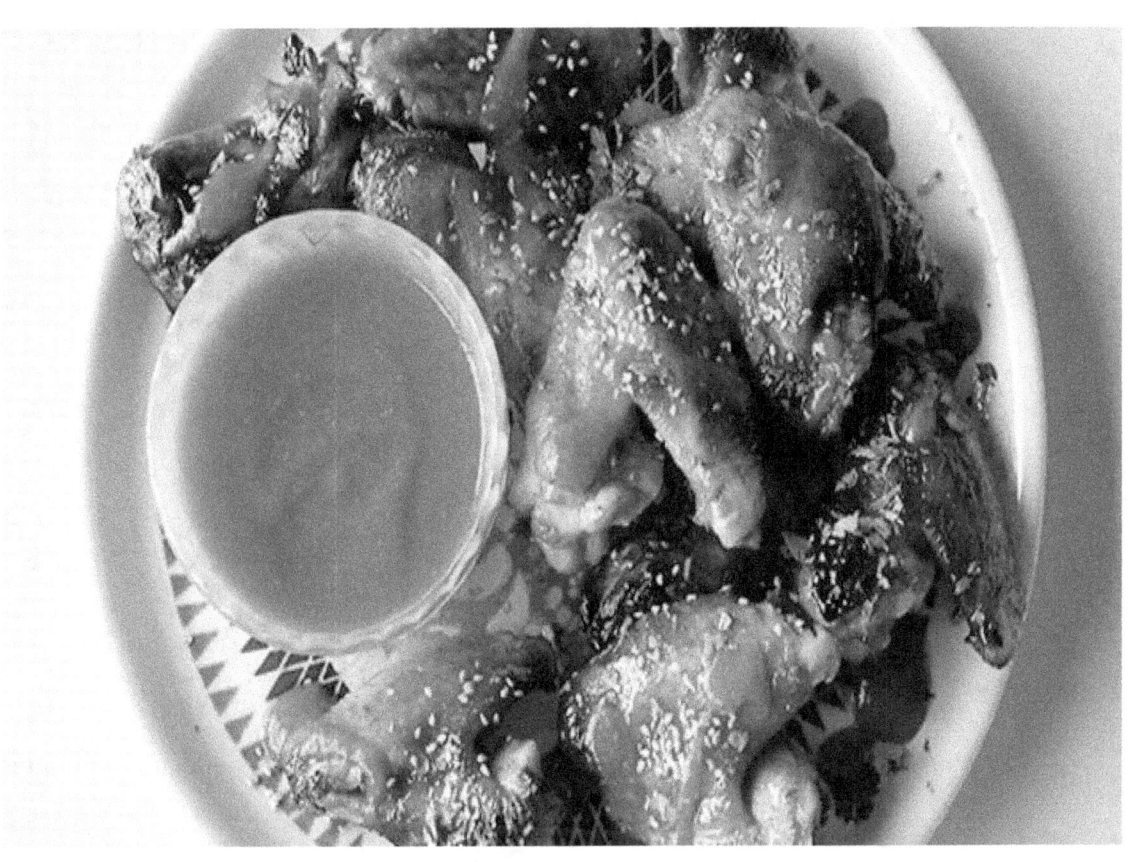

Galettes de saumon

Temps de préparation : 10 minutes
Temps de cuisson : 22 minutes
Portions : 4

Ingrédients

- 3 grosses pommes de terre, bouillies, égouttées et écrasées
- 1 gros filet de saumon, sans peau
- 2 cuillères de persil haché
- 2 cuillères d'aneth haché
- Sel et poivre noir
- 1 œuf
- 2 cuillères de chapelure

Préparation

1. Placez le saumon dans le panier de la friteuse et faites cuire pendant 10 minutes à 180 °C.

2. Déposez le saumon sur une planche à découper, refroidissez-le, émiettez-le et mettez-le dans un bol.

3. Ajoutez la purée de pommes de terre, le sel, le poivre, l'aneth, le persil, l'œuf et la chapelure, remuez bien et façonnez 8 galettes à partir de ce mélange.

4. Mettez les galettes de saumon dans le panier de votre friteuse, saupoudrez-les d'huile de cuisson, faites-les cuire à 180 °C pendant 12 minutes, retournez-les à mi-chemin, transférez-les dans un plat et servez comme entrée.

Valeurs nutritionnelles par portion

Calories 231, Matière grasse 3g, Fibres 7g, Glucides 14g, Protéines 4g

Bâtonnets de crabe

Temps de préparation : 10 minutes
Temps de cuisson : 12 minutes
Portions : 4

Ingrédients

- 10 bâtonnets de crabe, coupés en deux
- 2 cuillères d'huile de sésame
- 2 cuillères d'assaisonnement cajun

Préparation

1. Mettez les bâtonnets de crabe dans un bol, ajoutez l'huile de sésame et l'assaisonnement cajun, remuez, transférez-les dans le panier de votre friteuse et faites cuire à 175 °C pendant 12 minutes.

2. Placez-les sur un plateau et servez comme entrée.

Valeurs nutritionnelles par portion

Calories 110, Matière grasse 0g, Fibres 1g, Glucides 4g, Protéines 2g

Rouleaux de printemps

Temps de préparation : 10 minutes
Temps de cuisson : 25 minutes
Portions : 8

Ingrédients

- 2 tasses de chou vert, déchiqueté
- 2 oignons jaunes, hachés
- 1 carotte, râpée
- ½ piment rouge, haché
- 1 cuillère de gingembre râpé
- 3 gousses d'ail, hachées
- 1 cuillère de sucre
- Sel et poivre noir
- 1 cuillère de sauce soja
- 2 cuillères d'huile d'olive
- 10 feuilles de rouleaux de printemps
- 2 cuillères de farine de maïs
- 2 cuillères d'eau

Préparation

1. Faites chauffer une poêle avec l'huile à feu moyen, ajoutez le chou, les oignons, les carottes, le piment rouge, le gingembre, l'ail, le sucre, le sel, le poivre et la sauce soja, remuez bien, faites cuire pendant 2-3 minutes, retirez du feu et refroidissez.

2. Coupez les feuilles de rouleaux de printemps en carrés, divisez le mélange de choux sur chacun et roulez-les.

3. Dans un bol, mélangez la farine de maïs avec de l'eau, remuez bien et fermez les rouleaux de printemps avec ce mélange.

4. Placez les rouleaux de printemps dans le panier de votre friteuse et faites-les cuire à 180 °C pendant 10 minutes.

5. Retournez les rouleaux et faites-les cuire pendant 10 minutes de plus.

6. Mettez-les sur un plateau et servez-les comme entrée.

Valeurs nutritionnelles par portion

Calories 214, Matière grasse 4g, Fibres 4g, Glucides 12g, Protéines 4g

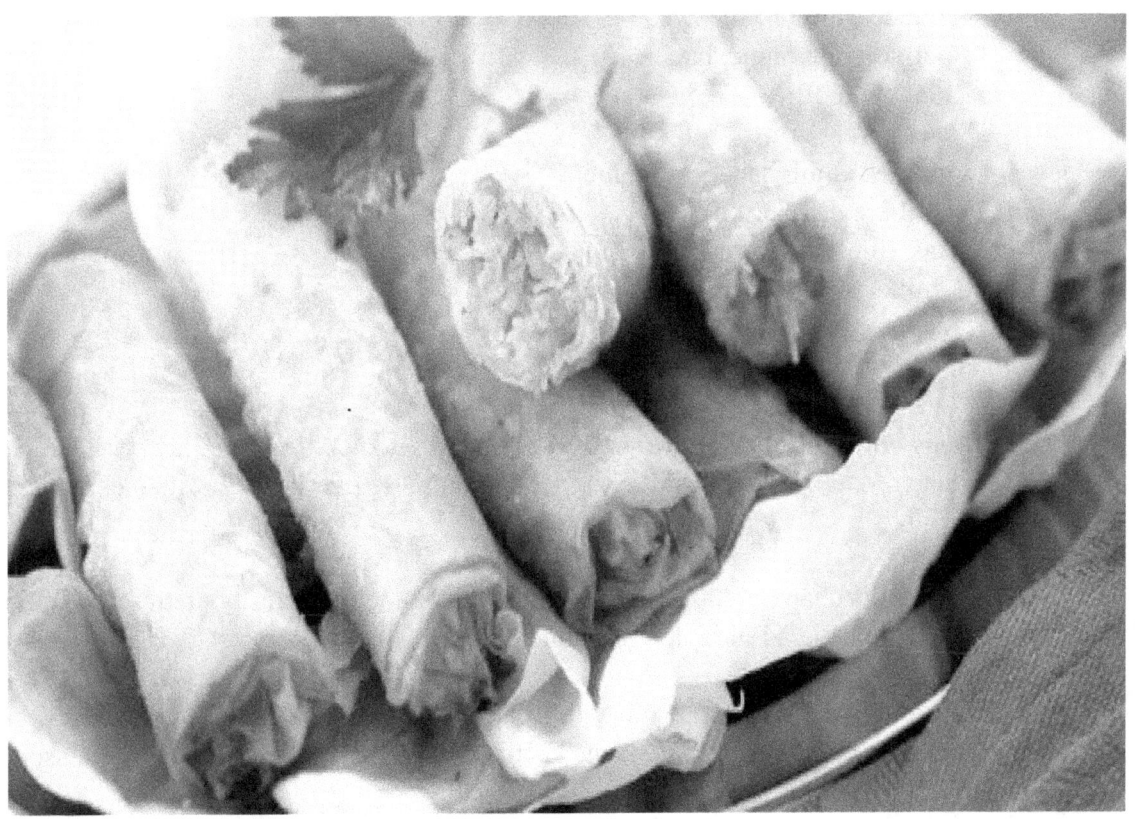

Boulettes de saumon

Temps de préparation : 10 minutes
Temps de cuisson : 12 minutes
Portions : 4

Ingrédients

- 3 cuillères de coriandre, hachée
- 450 g de saumon, sans peau et haché
- 1 petit oignon jaune, haché
- 1 blanc d'œuf
- Sel et poivre noir
- 2 gousses d'ail, hachées finement
- ½ cuillère de paprika
- ¼ tasse de chapelure
- ½ cuillère d'origan moulu

Préparation

1. Dans votre robot culinaire, malaxez le saumon avec l'oignon, la coriandre, le blanc d'œuf, les gousses d'ail, le sel, le poivre, le paprika et l'origan et remuez bien.

2. Ajoutez la chapelure, mélangez de nouveau et façonnez les boulettes de viande de ce mélange à l'aide de vos paumes.

3. Placez-les dans le panier de votre friteuse, vaporisez-les d'enduit végétal et faites-les cuire à 160 °C pendant 12 minutes en agitant la friteuse à mi-cuisson.

4. Posez les boulettes de viande sur un plateau et servez-les comme apéritif.

Valeurs nutritionnelles par portion

Calories 289, Matière grasse 12g, Fibres 3g, Glucides 22g, Protéines 23g

Snack de pois chiches

Temps de préparation : 10 minutes
Temps de cuisson : 10 minutes
Portions : 4

Ingrédients

- 425 g de pois chiches en conserve, égouttés
- ½ cuillère de cumin moulu
- 1 cuillère d'huile d'olive
- 1 cuillère de paprika
- Sel et poivre noir

Préparation

1. Dans un bol, mélangez les pois chiches avec l'huile, le cumin, le paprika, le sel et le poivre, mélangez pour enrober, placez-les dans le panier de votre friteuse et faites cuire à 200 °C pendant 10 minutes.

2. Répartissez dans des bols et servez comme collation.

Valeurs nutritionnelles par portion

Calories 140, Matière grasse 1g, Fibres 6g, Glucides 20g, Protéines 6g

Boulettes de saucisse

Temps de préparation : 10 minutes
Temps de cuisson : 15 minutes
Portions : 9

Ingrédients

- 115 g de chair à saucisse hachée
- Sel et poivre noir
- 1 cuillère de sauge
- ½ cuillère d'ail haché
- 1 petit oignon haché
- 3 cuillères de chapelure

Préparation

1. Dans un bol, mélangez la saucisse avec le sel, le poivre, la sauge, l'ail, l'oignon et la chapelure, remuez bien et façonnez de petites boules avec ce mélange.

2. Mettez-les dans le panier de votre friteuse, faites-les cuire à 180 °C pendant 15 minutes, divisez-les en bols et servez-les comme collation.

Valeurs nutritionnelles par portion

Calories 130, Matière grasse 7g, Fibres 1g, Glucides 13g, Protéines 4g

Bacon sucré

Temps de préparation : 10 minutes
Temps de cuisson : 30 minutes
Portions : 16

Ingrédients

- 16 tranches de bacon
- ½ cuillère de cannelle en poudre
- 1 cuillère d'huile d'avocat
- 85 g de chocolat noir
- 1 cuillère d'extrait d'érable

Préparation

1. Placez les tranches de bacon dans le panier de votre friteuse, saupoudrez le mélange de cannelle et faites-les cuire à 150 °C pendant 30 minutes.

2. Faites chauffer une casserole avec l'huile à feu moyen, ajoutez le chocolat et remuez jusqu'à ce qu'il fonde.

3. Ajoutez l'extrait d'érable, remuez, retirez du feu et laissez refroidir un peu.

4. Retirez les tranches de bacon, laissez-les refroidir, trempez-les dans le mélange de chocolat, déposez-les sur un papier parchemin et laissez-les refroidir complètement.

5. Servez froid comme collation.

Valeurs nutritionnelles par portion

Calories 200, Matière grasse 4g, Fibres 5g, Glucides 12g, Protéines 3g

Pop-corn sucré

Temps de préparation : 5 minutes
Temps de cuisson : 10 minutes
Portions : 4

Ingrédients

- 2 cuillères de maïs en grains
- 2 cuillères de beurre
- 50 g de sucre brun

Préparation

1. Mettez les grains de maïs dans la poêle de votre friteuse, faites-les cuire à 205 °C pendant 6 minutes, transférez-les sur un plateau, étalez-les et laissez-les de côté pour le moment.

2. Faites chauffer une poêle à feu doux, ajoutez le beurre, faites fondre, ajoutez le sucre et remuez jusqu'à ce qu'il se dissolve.

3. Ajoutez le maïs soufflé, mélangez pour enrober, retirez du feu et étalez de nouveau sur le plateau.

4. Laissez refroidir, divisez-les en bols et servez-les comme collation.

Valeurs nutritionnelles par portion

Calories 70, Matière grasse 0,2 g, Fibres 0g, Glucides 1 g, Protéines 1g

Bâtonnets de poisson

Temps de préparation : 10 minutes
Temps de cuisson : 12 minutes
Portions : 2

Ingrédients

- 115 g de chapelure
- 4 cuillères d'huile d'olive
- 1 œuf, fouetté
- 4 filets de poisson blanc, coupés en bâtonnets
- Sel et poivre noir

Préparation

1. Dans un bol, mélangez la chapelure avec l'huile et remuez bien.

2. Mettez l'œuf dans un deuxième bol, salez, poivrez et fouettez bien.

3. Trempez les bâtonnets de poisson dans l'œuf et dans le mélange de chapelure, placez-les dans le panier de votre friteuse et faites-les cuire à 180 °C pendant 12 minutes.

4. Posez les bâtonnets de poisson sur un plateau et servez-les comme entrée.

Valeurs nutritionnelles par portion

Calories 160, Matière grasse 3g, Fibres 5g, Glucides 12g, Protéines 3g

Crevettes croustillantes

Temps de préparation : 10 minutes
Temps de cuisson : 5 minutes
Portions : 4

Ingrédients

- 12 grosses crevettes, déveinées et pelées
- 2 blancs d'œufs
- 1 tasse de noix de coco, râpée
- 1 tasse de chapelure
- 1 tasse de farine blanche
- Sel et poivre noir

Préparation

1. Dans un bol, mélangez la chapelure avec la noix de coco et remuez.

2. Dans un deuxième bol, mettez la farine, le sel et le poivre et fouettez les blancs d'œufs dans un troisième.

3. Trempez les crevettes dans la farine, mélangez les blancs d'œufs et la noix de coco, placez-les dans le panier de votre friteuse, faites-les cuire à 175 °C pendant 10 minutes en les retournant à moitié.

4. Déposez-les sur un plateau et servez-les comme entrée.

Valeurs nutritionnelles par portion

Calories 140, Matière grasse 4g, Fibres 0g, Glucides 3g, Protéines 4g

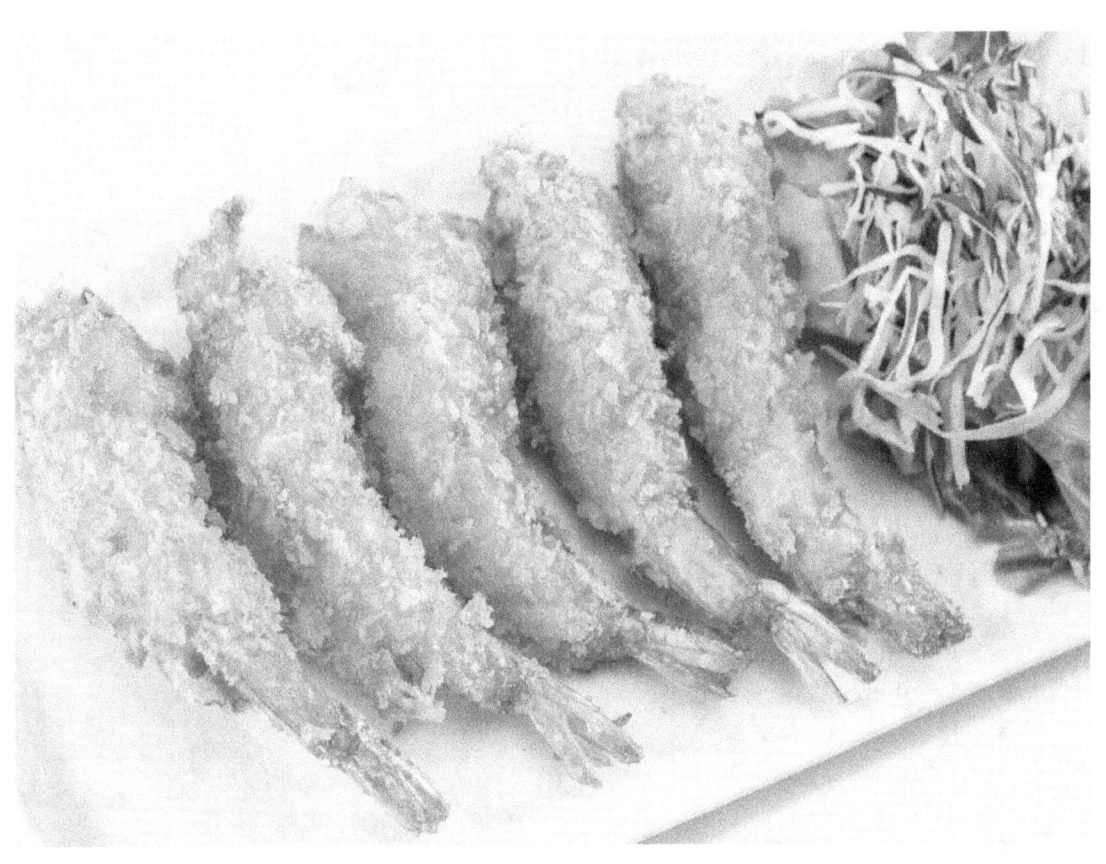

Nuggets de poisson

Temps de préparation : 10 minutes
Temps de cuisson : 12 minutes
Portions : 4

Ingrédients

- 800 g de filets de poisson, coupés en morceaux
- Sel et poivre noir
- 5 cuillères de farine
- 1 œuf, fouetté
- 5 cuillères d'eau
- 85 g de chapelure
- 1 cuillère de poudre d'ail
- 1 cuillère de paprika
- 4 cuillères de mayonnaise
- Jus de ½ citron
- 1 cuillère d'aneth séché

Préparation

1. Dans un bol, mélangez la farine avec l'eau et remuez bien. Ajoutez l'œuf, le sel et le poivre et fouettez bien.

2. Dans un deuxième bol, mélanger la chapelure avec la poudre d'ail et le paprika et bien remuer.

3. Trempez les morceaux de poisson dans la farine et le mélange aux œufs, puis dans le mélange de chapelure, placez-les dans le panier de la friteuse, vaporisez-les d'huile de cuisson et faites cuire à 205 °C pendant 12 minutes.

4. Entre-temps, dans un autre bol, mélangez la mayonnaise avec l'aneth et le jus de citron et fouettez bien.

5. Déposez les nuggets sur un plateau et servez-les avec de la mayonnaise à l'aneth à part.

Valeurs nutritionnelles par portion

Calories 332, Matière grasse 12g, Fibres 6g, Glucides 17g, Protéines 15g

PLATS PRINCIPAUX

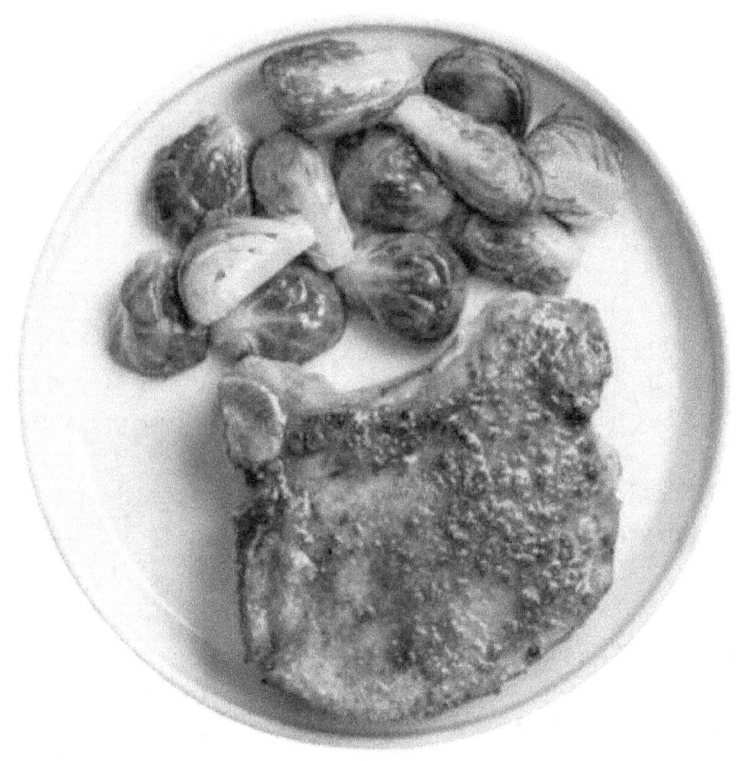

Délicieux poisson-chat

Temps de préparation : 10 minutes
Temps de cuisson : 20 minutes
Portions : 4

Ingrédients

- 4 filets de poisson-chat
- Sel et poivre noir
- Une pincée de paprika doux
- 1 cuillère de persil haché
- 1 cuillère de jus de citron
- 1 cuillère d'huile d'olive

Préparation

1. Assaisonnez les filets de poisson-chat avec du sel, du poivre, du paprika, de l'huile, frottez-les bien, placez-les dans le panier de la friteuse et faites-les cuire à 205 °C pendant 20 minutes en retournant le poisson après 10 minutes.

2. Répartissez le poisson dans des assiettes, arrosez de jus de citron, arrosez de persil et servez.

Valeurs nutritionnelles par portion

Calories 240, Matière grasse 3g, Fibres 2g, Glucides 5g, Protéines 12g

Crevettes piquantes

Temps de préparation : 10 minutes
Temps de cuisson : 10 minutes
Portions : 4

Ingrédients

- 450 g de crevettes, pelées et déveinées
- 1 cuillère de flocons de poivron rouge
- 2 cuillères d'huile d'olive
- 1 cuillère de sauce Tabasco
- 2 cuillères d'eau
- 1 cuillère d'origan séché
- Sel et poivre noir
- ½ cuillère de persil séché
- ½ cuillère de paprika

Préparation

1. Dans un bol, mélangez l'huile avec l'eau, la sauce Tabasco, les flocons de poivre, l'origan, le persil, le sel, le poivre, le paprika et les crevettes et mélangez bien pour enrober.

2. Placez les crevettes dans votre friteuse à air préchauffé à 190 °C et faites cuire pendant 10 minutes en agitant la friteuse une fois.

3. Répartissez les crevettes dans des assiettes et servez avec une salade d'accompagnement.

Valeurs nutritionnelles par portion

Calories 200, Matière grasse 5g, Fibres 6g, Glucides 13g, Protéines 8g

Maquereau au citron

Temps de préparation : 10 minutes
Temps de cuisson : 8 minutes
Portions : 1

Ingrédients

- 4 filets de maquereau
- Sel et poivre noir
- 3 piments rouges hachés
- 2 cuillères de jus de citron
- 2 cuillères d'huile d'olive
- 2 cuillères d'ail haché

Préparation

1. Assaisonnez les filets de poisson avec du sel et du poivre et mettez-les dans un bol.

2. Ajoutez le jus de citron, l'huile, le chili et l'ail pour enrober, mettez le poisson dans votre friteuse et faites cuire à 180 °C pendant 8 minutes en le retournant à la mi-cuisson.

3. Répartissez dans les assiettes et servez avec des frites.

Valeurs nutritionnelles par portion

Calories 200, Matière grasse 5g, Fibres 1g, Glucides 20g, Protéines 14g

Truite à la sauce au beurre

Temps de préparation : 10 minutes
Temps de cuisson : 10 minutes
Portions : 4

Ingrédients

- 4 filets de truite
- Sel et poivre noir
- 3 cuillères de zeste de citron
- 3 cuillères de ciboulette hachée
- 6 cuillères de beurre
- 2 cuillères d'huile d'olive
- 2 cuillères de jus de citron

Préparation

1. Assaisonnez les filets de truite avec du sel et du poivre, arrosez l'huile d'olive, frottez, transférez dans votre friteuse et faites cuire à 180 °C pendant 10 minutes en retournant une fois.

2. Entre-temps, faites chauffer une poêle avec le beurre à feu moyen, ajoutez le sel, le poivre, la ciboulette, le jus et le zeste de citron, fouettez bien, faites cuire pendant 1 à 2 minute et retirez du feu.

3. Répartissez les filets de poisson sur des assiettes, arrosez de sauce au beurre et servez.

Valeurs nutritionnelles par portion

Calories 300, Matière grasse 12g, Fibres 9g, Glucides 27g, Protéines 24g

Saumon à la moutarde

Temps de préparation : 10 minutes
Temps de cuisson : 10 minutes
Portions : 1

Ingrédients

- 1 grand filet de saumon
- Sel et poivre noir
- 2 cuillères de moutarde
- 1 cuillère d'huile de noix de coco
- 1 cuillère d'extrait d'érable

Préparation

1. Dans un bol, mélangez l'extrait d'érable et la moutarde, fouettez bien, salez et poivrez le saumon et brossez le saumon avec ce mélange.

2. Vaporisez un peu de spray de cuisson sur le poisson, placez-le dans votre friteuse à air et faites-le cuire à 190 °C pendant 10 minutes en le retournant à mi-cuisson.

3. Servez avec une délicieuse salade d'accompagnement.

Valeurs nutritionnelles par portion

Calories 300, Matière grasse 7g, Fibres 14g, Glucides 16g, Protéines 20g

Morue à la française

Temps de préparation : 10 minutes
Temps de cuisson : 22 minutes
Portions : 4

Ingrédients

- 900 g de morue désossée
- 2 cuillères d'huile d'olive
- 1 oignon jaune, haché
- ½ tasse de vin blanc
- 2 gousses d'ail, hachées
- 400 g de tomates en conserve
- 3 cuillères de persil haché
- Sel et poivre noir
- 2 cuillères de beurre

Préparation

1. Faites chauffer une poêle avec l'huile à feu moyen, ajoutez l'ail et l'oignon, remuez et faites cuire pendant 5 minutes.

2. Ajoutez le vin, remuez et laissez cuire 1 minute de plus.

3. Ajoutez les tomates, remuez, portez à ébullition, faites cuire pendant 2 minutes, ajoutez le persil, remuez et retirez du feu.

4. Versez ce mélange dans un plat résistant à la chaleur qui s'adapte à votre friteuse à air, ajoutez le poisson, assaisonnez-le de sel et de poivre et faites cuire dans votre friteuse à 175 °C pendant 14 minutes.

5. Répartissez le mélange de poisson et de tomates dans les assiettes et servez.

Valeurs nutritionnelles par portion

Calories 231, Matière grasse 8g, Fibres 12g, Glucides 26g, Protéines 14g

Poulet au parmesan

Temps de préparation : 10 minutes
Temps de cuisson : 15 minutes
Portions : 4

Ingrédients

- 700 g de blanc de poulet, sans peau
- 2 tasses de chapelure
- ¼ tasse de parmesan, râpé
- ½ cuillère de poudre d'ail
- 2 tasses de farine blanche
- 1 œuf, fouetté
- Sel et poivre noir
- 1 tasse de mozzarella, râpée
- 2 tasses de sauce tomate
- 3 cuillères de basilic haché

Préparation

1. Dans un bol, mélangez la chapelure avec le parmesan et la poudre d'ail et remuez bien.

2. Mettez la farine dans un deuxième bol et l'œuf dans un troisième.

3. Assaisonnez le poulet de sel et de poivre, trempez-le dans la farine, puis dans le mélange d'œufs et la chapelure.

4. Mettez les morceaux de poulet dans votre friteuse et faites-les cuire à 180 °C pendant 3 minutes de chaque côté.

5. Placez le poulet dans un plat de cuisson qui convient à votre friteuse, ajoutez la sauce tomate et nappez de mozzarella, introduisez-le dans votre friteuse et faites cuire à 190 °C pendant 7 minutes.

6. Répartissez dans les assiettes, saupoudrez de basilic sur le dessus et servez.

Valeurs nutritionnelles par portion

Calories 304, Matière grasse 12g, Fibres 11g, Glucides 22g, Protéines 15g

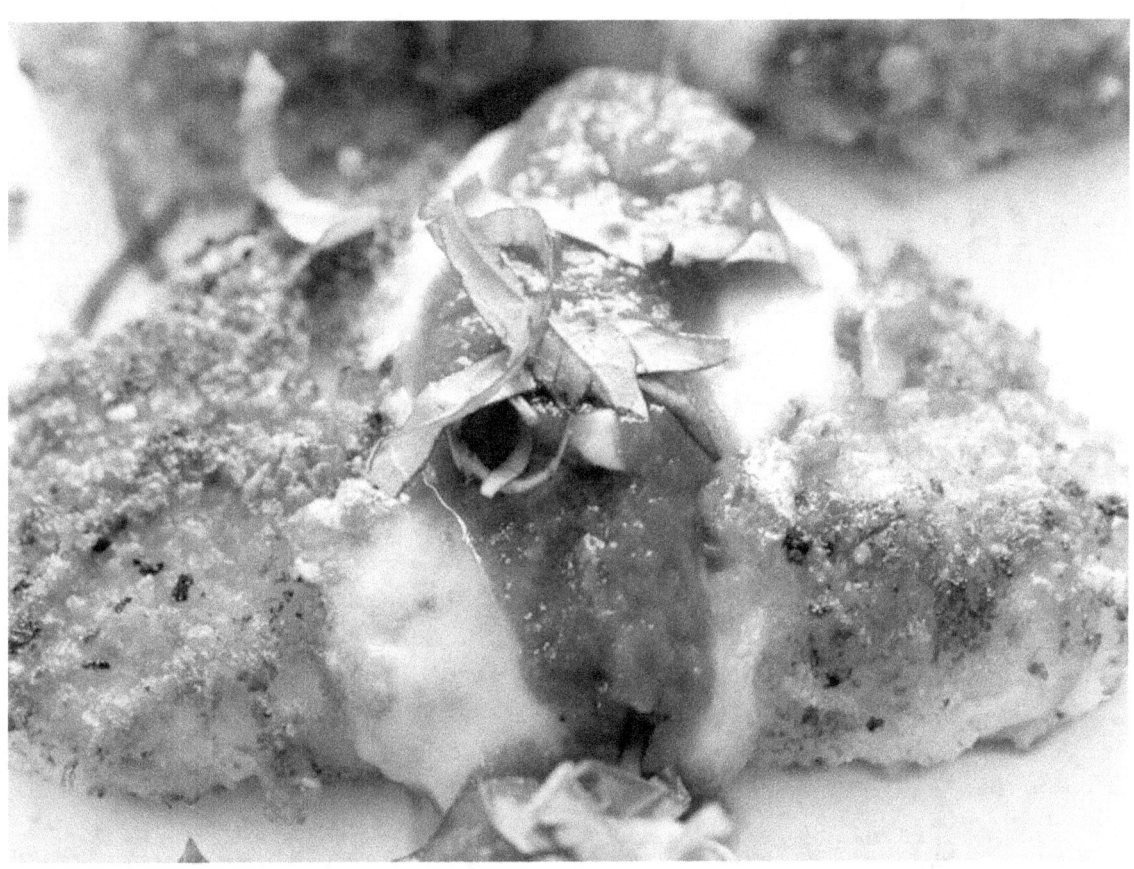

Magret de canard au miel

Temps de préparation : 10 minutes
Temps de cuisson : 22 minutes
Portions : 2

Ingrédients

- 1 magret de canard fumé, coupé en deux
- 1 cuillère de miel
- 1 cuillère de pâte de tomates
- 1 cuillère de moutarde
- ½ cuillère de vinaigre de pomme

Préparation

1. Dans un bol, mélangez le miel avec la pâte de tomates, la moutarde et le vinaigre, fouettez bien, ajoutez les morceaux de magret de canard, remuez pour bien enrober, placez-les dans votre friteuse et faites cuire 15 minutes à 190 °C.

2. Retirez le magret de canard de la friteuse, ajoutez-le au mélange de miel, remuez de nouveau, remettez dans la friteuse et faites cuire à 190 °C pendant encore 6 minutes.

3. Répartissez dans les assiettes et servez avec une salade d'accompagnement.

Valeurs nutritionnelles par portion

Calories 274, Matière grasse 11g, Fibres 13g, Glucides 22g, Protéines 13g

Poulet aux câpres

Temps de préparation : 10 minutes
Temps de cuisson : 20 minutes
Portions : 2

Ingrédients

- 4 cuisses de poulet
- 3 cuillères de câpres
- 4 gousses d'ail, hachées
- 3 cuillères de beurre fondu
- Sel et poivre noir
- ½ tasse de bouillon de poulet
- 1 citron, tranché
- 4 oignons verts, hachés

Préparation

1. Beurrez le poulet avec du beurre, saupoudrez de sel et de poivre au goût, placez-les dans un plat de cuisson qui convient à votre friteuse à air chaud.

2. Ajoutez également les câpres, l'ail, le bouillon de poulet et les tranches de citron, mélangez pour enrober, introduisez dans votre friteuse et faites cuire à 190 °C pendant 20 minutes en remuant à mi-cuisson.

3. Saupoudrez d'oignons verts, répartissez dans les assiettes et servez.

Valeurs nutritionnelles par portion

Calories 200, Matière grasse 9g, Fibres 10g, Glucides 17g, Protéines 7g

Poulet aux asperges

Temps de préparation : 10 minutes
Temps de cuisson : 20 minutes
Portions : 4

Ingrédients

- 8 ailes de poulet, coupées en deux
- 8 pointes d'asperges
- Sel et poivre noir
- 1 cuillère de romarin haché
- 1 cuillère de cumin moulu

Préparation

1. Assaisonnez les ailes de poulet avec du sel, du poivre, du cumin et du romarin, mettez-les dans le panier de votre friteuse et faites-les cuire à 180 °C pendant 20 minutes.

2. Entre-temps, faites chauffer une poêle à feu moyen, ajoutez les asperges, ajoutez de l'eau pour couvrir, faites cuire à la vapeur pendant quelques minutes, transférez dans un bol rempli d'eau glacée, égouttez et répartissez-y dans des assiettes.

3. Ajoutez des ailes de poulet à part et servez.

Valeurs nutritionnelles par portion

Calories 270, Matière grasse 8g, Fibres 12g, Glucides 24g, Protéines 22g

Poulet au fromage

Temps de préparation : 10 minutes
Temps de cuisson : 15 minutes
Portions : 4

Ingrédients

- 4 tranches de bacon, cuites et émiettées
- 4 escalopes de poulet, sans peau
- 1 cuillère d'eau
- ½ tasse d'huile d'avocat
- 1 œuf, fouetté
- Sel et poivre noir
- 1 tasse de fromage Asiago, râpé
- ¼ cuillère de poudre d'ail
- 1 tasse de fromage parmesan, râpé

Préparation

1. Dans un bol, mélangez le parmesan avec l'ail, le sel et le poivre et remuez.

2. Dans un autre bol, mélangez l'œuf avec l'eau et fouettez bien.

3. Assaisonnez le poulet de sel et de poivre et trempez chaque morceau dans l'œuf, puis dans le mélange de fromage.

4. Placez le poulet dans votre friteuse et faites-le cuire à 160 °C pendant 15 minutes.

5. Répartissez le poulet sur les assiettes, saupoudrez de bacon et de fromage Asiago et servez.

Valeurs nutritionnelles par portion

Calories 400, Matière grasse 22g, Fibres 12g, Glucides 32g, Protéines 47g

Steak et brocoli

Temps de préparation : 45 minutes
Temps de cuisson : 12 minutes
Portions : 4

Ingrédients

- 340 g de bifteck de bœuf, coupé en lanières
- 450 g de fleurons de brocoli
- ⅓ tasse de sauce aux huîtres
- 2 cuillères d'huile de sésame
- 1 cuillère de sauce soja
- 1 cuillère de sucre
- ⅓ tasse de sherry
- 1 cuillère d'huile d'olive
- 1 gousse d'ail, hachée

Préparation

1. Dans un bol, mélangez l'huile de sésame avec la sauce aux huîtres, la sauce soja, le sherry et le sucre, remuez bien, ajoutez le bœuf, remuez et laissez reposer pendant 30 minutes.

2. Placez le bœuf dans une poêle adaptée à votre friteuse, ajoutez également le brocoli, l'ail et l'huile, mélangez le tout et faites cuire à 190 °C pendant 12 minutes.

3. Répartissez dans des assiettes et servez.

Valeurs nutritionnelles par portion

Calories 330, Matière grasse 12g, Fibres 7g, Glucides 23g, Protéines 23g

Filet mignon à la provençale

Temps de préparation : 10 minutes
Temps de cuisson : 15 minutes
Portions : 2

Ingrédients

- 200 g de filet de porc
- 1 oignon rouge, tranché
- 1 poivron jaune, coupé en lanières
- 1 poivron vert, coupé en lanières
- Sel et poivre noir
- 2 cuillères d'herbes de Provence
- ½ cuillère de moutarde
- 1 cuillère d'huile d'olive

Préparation

1. Dans un plat de cuisson qui convient à votre friteuse, mélangez le poivron jaune avec le poivron vert, l'oignon, le sel, le poivre, les herbes de Provence et la moitié de l'huile et remuez bien.

2. Assaisonnez le porc avec le sel, le poivre, la moutarde et le reste de l'huile, remuez bien et ajoutez aux légumes.

3. Mettez le tout dans votre friteuse, faites cuire à 190 °C pendant 15 minutes, répartissez dans les assiettes et servez.

Valeurs nutritionnelles par portion

Calories 300, Matière grasse 8g, Fibres 7g, Glucides 21g, Protéines 23g

Côtelettes d'agneau à l'ail

Temps de préparation : 10 minutes
Temps de cuisson : 10 minutes
Portions : 4

Ingrédients

- 8 côtelettes d'agneau
- 3 cuillères d'huile d'olive
- Sel et poivre noir
- 4 gousses d'ail, hachées
- 1 cuillère d'origan haché
- 1 cuillère de coriandre hachée

Préparation

1. Dans un bol, mélangez l'origan avec le sel, le poivre, l'huile, l'ail et les côtelettes d'agneau et remuez pour enrober.

2. Mettez les côtelettes d'agneau dans votre friteuse et faites-les cuire à 205 °C pendant 10 minutes.

3. Répartissez les côtelettes d'agneau sur des assiettes et servez avec une salade d'accompagnement.

Valeurs nutritionnelles par portion

Calories 231, Matière grasse 7g, Fibres 5g, Glucides 14g, Protéines 23g

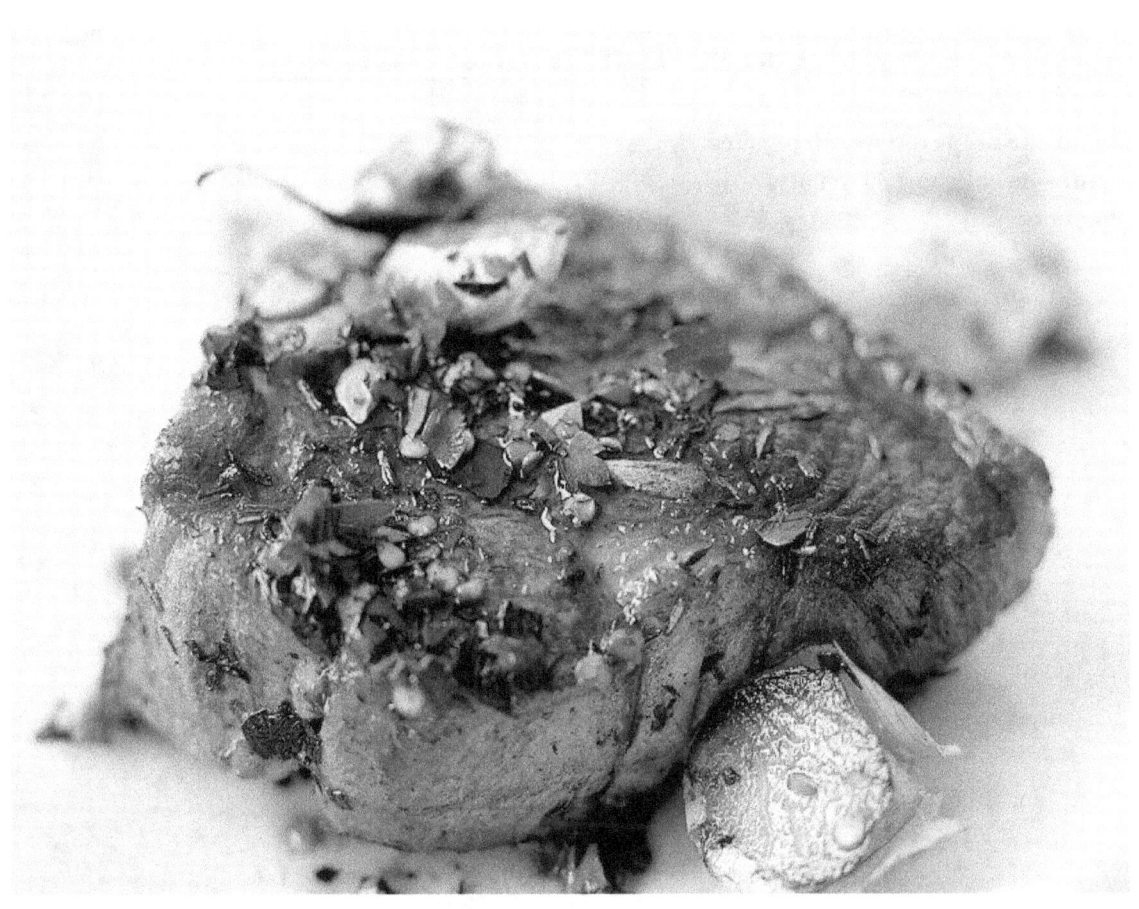

Carré d'agneau croustillant

Temps de préparation : 10 minutes
Temps de cuisson : 30 minutes
Portions : 4

Ingrédients

- 800 g de carré d'agneau
- 1 cuillère de chapelure
- 2 cuillères de noix de macadamia, grillées et écrasées
- 1 cuillère d'huile d'olive
- 1 gousse d'ail, hachée finement
- Sel et poivre noir
- 1 œuf
- 1 cuillère de romarin haché

Préparation

1. Dans un bol, mélangez l'huile avec l'ail et remuez bien.

2. Assaisonnez l'agneau avec du sel, du poivre et arrosez avec l'huile.

3. Dans un autre bol, mélangez les noix avec la chapelure et le romarin.

4. Mettez l'œuf dans un autre bol et mélangez bien.

5. Trempez l'agneau dans l'œuf, puis dans le mélange de macadamia, placez-le dans le panier de la friteuse, faites cuire à 180 °C et faites cuire pendant 25 minutes, augmentez le feu à 205 °C et faites cuire pendant 5 minutes supplémentaires.

6. Répartissez dans les assiettes et servez tout de suite.

Valeurs nutritionnelles par portion

Calories 230, Matière grasse 2g, Fibres 2g, Glucides 10g, Protéines 12g

Filet de bœuf à l'ail

Temps de préparation : 10 minutes
Temps de cuisson : 40 minutes
Portions : 8

Ingrédients

- 1300 g de filet de bœuf
- 1 tasse de mayonnaise
- ⅓ tasse de crème fraîche
- 2 gousses d'ail, hachées finement
- 2 cuillères de ciboulette hachée
- 2 cuillères de moutarde
- ¼ tasse d'estragon haché
- Sel et poivre noir

Préparation

1. Assaisonnez le bœuf de sel et de poivre au goût, placez-le dans votre friteuse, faites cuire à 190 °C pendant 20 minutes, transférez dans une assiette et laissez reposer pendant quelques minutes.

2. Dans un bol, mélangez l'ail avec la crème fraîche, la ciboulette, la mayonnaise, un peu de sel et de poivre, fouettez et réservez.

3. Dans un autre bol, mélangez la moutarde avec l'estragon, fouettez, ajoutez le bœuf, remuez, retournez à la friteuse et faites cuire à 175 °C pendant 20 minutes supplémentaires.

4. Répartissez le bœuf dans les assiettes, tartinez de mayonnaise à l'ail et servez.

Valeurs nutritionnelles par portion

Calories 400, Matière grasse 12g, Fibres 2g, Glucides 27g, Protéines 19g

Côtelettes de porc marinées

Temps de préparation : 24 heures
Temps de cuisson : 25 minutes
Portions : 6

Ingrédients

- 2 côtelettes de porc
- ¼ tasse d'huile d'olive
- 2 oignons jaunes, tranchés
- 2 gousses d'ail, hachées
- 2 cuillères de moutarde
- 1 cuillère de paprika doux
- Sel et poivre noir
- ½ cuillère d'origan séché
- ½ cuillère de thym séché
- Une pincée de poivre de Cayenne

Préparation

1. Dans un bol, mélangez l'huile avec l'ail, la moutarde, le paprika, le poivre noir, l'origan, le thym et le Cayenne et fouettez bien.

2. Mélangez les oignons avec la viande et la moutarde, mélangez pour enrober, couvrez et conservez au réfrigérateur pendant 1 jour.

3. Placez la viande et les oignons dans une poêle adaptée à votre friteuse et faites cuire à 180 °C pendant 25 minutes.

4. Répartissez le tout sur des assiettes et servez.

Valeurs nutritionnelles par portion

Calories 384, Matière grasse 4g, Fibres 4g, Glucides 17g, Protéines 25g

Rôti de porc au fenouil

Temps de préparation : 10 minutes
Temps de cuisson : 60 minutes
Portions : 10

Ingrédients

- 2½ kg de rôti de longe de porc, parée
- Sel et poivre noir
- 3 gousses d'ail, hachées
- 2 cuillères de romarin haché
- 1 cuillère de fenouil moulu
- 1 cuillère de graines de fenouil
- 2 cuillères de poivron rouge écrasé
- ¼ tasse d'huile d'olive

Préparation

1. Dans votre robot culinaire, mixez l'ail avec les graines de fenouil, le fenouil, le romarin, le poivre rouge, un peu de poivre noir et l'huile d'olive et mélangez jusqu'à obtenir une pâte.

2. Tartinez 2 cuillères de pâte d'ail sur la longe de porc, frottez bien, assaisonnez de sel et de poivre, introduisez dans votre friteuse préchauffée et faites cuire à 175 °C pendant 30 minutes.

3. Réduisez le feu à 150 °C et laissez cuire 15 minutes de plus.

4. Découpez le porc en tranches, répartissez dans les assiettes et servez.

Valeurs nutritionnelles par portion

Calories 300, Matière grasse 14g, Fibres 9g, Glucides 26g, Protéines 22g

Jarrets d'agneau

Temps de préparation : 10 minutes
Temps de cuisson : 45 minutes
Portions : 4

Ingrédients

- 4 jarrets d'agneau
- 1 oignon jaune, haché
- 1 cuillère d'huile d'olive
- 4 cuillères de graines de coriandre
- 2 cuillères de farine blanche
- 4 feuilles de laurier
- 2 cuillères de miel
- 140 g de sherry sec
- 2½ tasses de bouillon de poulet
- Sel et poivre

Préparation

1. Assaisonnez les jarrets d'agneau avec du sel et du poivre, frottez avec la moitié de l'huile, mettez dans votre friteuse et faites cuire à 180 °C pendant 10 minutes.

2. Faites chauffer à feu moyen élevé une poêle adaptée à votre friteuse avec le reste de l'huile, ajoutez l'oignon et la coriandre, remuez et faites cuire pendant 5 minutes.

3. Ajoutez la farine, le xérès, le bouillon, le miel et les feuilles de laurier, le sel et le poivre, remuez, faites mijoter, ajoutez l'agneau, mettez tout dans votre friteuse et cuire à 180 °C pendant 30 minutes.

4. Répartissez le tout sur des assiettes et servez.

Valeurs nutritionnelles par portion

Calories 283, Matière grasse 4g, Fibres 2g, Glucides 17g, Protéines 26g

Saucisse aux champignons

Temps de préparation : 10 minutes
Temps de cuisson : 40 minutes
Portions : 6

Ingrédients

- 900 g de saucisse de porc, tranchée
- 3 poivrons rouges, hachés
- Sel et poivre noir
- 900 g de champignons, tranchés
- 2 oignons doux, hachés
- 1 cuillère de sucre brun
- 1 cuillère d'huile d'olive

Préparation

1. Dans un plat adapté à votre friteuse, mélangez les tranches de saucisse avec l'huile, le sel, le poivre, le poivre, les champignons, l'oignon et le sucre, remuez, introduisez dans votre friteuse et faites cuire à 150 °C pendant 40 minutes.

2. Répartissez dans les assiettes et servez tout de suite.

Valeurs nutritionnelles par portion

Calories 130, Matière grasse 12g, Fibres 1g, Glucides 13g, Protéines 18g

PLATS D'ACCOMPAGNEMENT

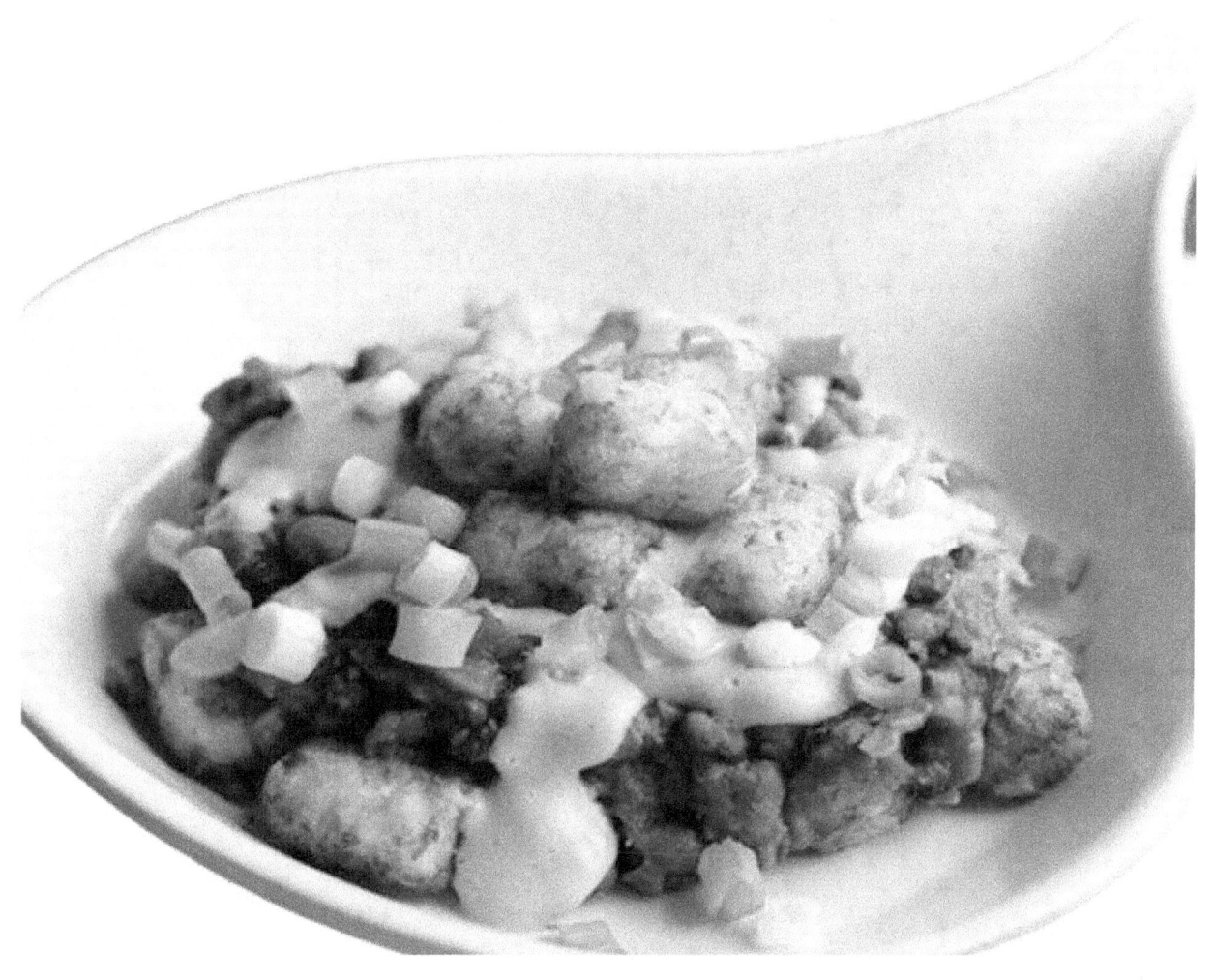

Épis de maïs au fromage

Temps de préparation : 10 minutes
Temps de cuisson : 15 minutes
Portions : 2

Ingrédients

- 2 épis de maïs, épluchés
- Un filet d'huile d'olive
- ½ tasse de fromage feta râpé
- 2 cuillères de paprika doux
- Jus de 2 citrons verts

Préparation

1. Enduisez le maïs d'huile et de paprika, placez-le dans votre friteuse à air et faites cuire à 205 °C pendant 15 minutes, en le retournant une fois.

2. Répartissez le maïs sur les assiettes, saupoudrez le fromage sur le dessus, arrosez de jus de lime et servez comme plat d'accompagnement.

Valeurs nutritionnelles par portion

Calories 200, Matière grasse 5g, Fibres 2g, Glucides 6g, Protéines 6g

Choux de Bruxelles

Temps de préparation : 10 minutes
Temps de cuisson : 15 minutes
Portions : 4

Ingrédients

- 450 g de choux de Bruxelles, parés et coupés en deux
- Sel et poivre noir
- 6 cuillères d'huile d'olive
- ½ cuillère de thym haché
- ½ tasse de mayonnaise
- 2 cuillères d'ail rôti, écrasé

Préparation

1. Dans le bol de la friteuse, mélangez les choux de Bruxelles avec le sel, le poivre et l'huile, mélangez bien et faites-les cuire à 200 °C pendant 15 minutes.

2. Entre-temps, dans un bol, mélangez le thym avec la mayonnaise et l'ail et fouettez bien.

3. Répartissez les choux de Bruxelles sur des assiettes, arrosez de sauce à l'ail et servez comme plat d'accompagnement.

Valeurs nutritionnelles par portion

Calories 172, Matière grasse 6g, Fibres 8g, Glucides 12g, Protéines 6g

Haricots verts

Temps de préparation : 10 minutes
Temps de cuisson : 25 minutes
Portions : 4

Ingrédients

- 700 g de haricots verts, parés et cuits à la vapeur pendant 2 minutes
- Sel et poivre noir
- 200 g d'échalotes, hachées
- ¼ de tasse d'amandes, grillées
- 2 cuillères d'huile d'olive

Préparation

1. Dans le bol de la friteuse, mélangez les haricots verts avec le sel, le poivre, les échalotes, les amandes et l'huile, remuez bien et faites cuire à 205 °C pendant 25 minutes.

2. Répartissez dans les assiettes et servez comme plat d'accompagnement.

Valeurs nutritionnelles par portion

Calories 152, Matière grasse 3g, Fibres 6g, Glucides 7g, Protéines 4g

Citrouille rôtie

Temps de préparation : 10 minutes
Temps de cuisson : 12 minutes
Portions : 4

Ingrédients

- 700 g de citrouille, épépinée, grossièrement hachée
- 3 gousses d'ail, hachées
- 1 cuillère d'huile d'olive
- Une pincée de sel
- Une pincée de sucre brun
- Une pincée de muscade moulue
- Une pincée de cannelle en poudre

Préparation

1. Dans le bol de la friteuse, mélangez la citrouille avec l'ail, l'huile, le sel, le sucre brun, la cannelle et la muscade, bien mélangez, couvrez et faites cuire à 190 °C pendant 12 minutes.

2. Répartissez dans les assiettes et servez comme plat d'accompagnement.

Valeurs nutritionnelles par portion

Calories 200, Matière grasse 5g, Fibres 4g, Glucides 7g, Protéines 4g

Champignons au parmesan

Temps de préparation : 10 minutes
Temps de cuisson : 15 minutes
Portions : 3

Ingrédients

- 9 champignons de Paris
- 3 tranches de biscuits à la crème, émiettés
- 1 blanc d'œuf
- 2 cuillères de parmesan, râpé
- 1 cuillère d'assaisonnement italien
- Sel et poivre noir
- 1 cuillère de beurre fondu

Préparation

1. Dans un bol, mélangez les craquelins avec le blanc d'œuf, le parmesan, l'assaisonnement italien, le beurre, le sel et le poivre, remuez bien et farcissez les champignons avec ce mélange.

2. Placez les champignons dans le panier de la friteuse et faites-les cuire à 180 °C pendant 15 minutes.

3. Répartissez dans les assiettes et servez comme plat d'accompagnement.

Valeurs nutritionnelles par portion

Calories 124, Matière grasse 4g, Fibres 4g, Glucides 7g, Protéines 3g

Frites d'aubergine

Temps de préparation : 10 minutes
Temps de cuisson : 5 minutes
Portions : 4

Ingrédients

- 1 aubergine, pelée et coupée en frites
- 2 cuillères de lait
- 1 œuf, fouetté
- 2 tasses de chapelure
- ½ tasse de fromage italien, râpé
- Sel et de poivre noir

Préparation

1. Dans un bol, mélangez l'œuf avec le lait, le sel et le poivre et fouettez bien.

2. Dans un autre bol, mélangez la chapelure avec le fromage et remuez.

3. Trempez les frites d'aubergines dans le mélange d'œufs, puis enrobez-les de chapelure, placez-les dans votre friteuse graissée d'enduit végétal et faites cuire à 205 °C pendant 5 minutes.

4. Répartissez dans les assiettes et servez comme plat d'accompagnement.

Valeurs nutritionnelles par portion

Calories 162, Matière grasse 5g, Fibres 5g, Glucides 7g, Protéines 6g

Pommes de terre à l'ail

Temps de préparation : 10 minutes
Temps de cuisson : 20 minutes
Portions : 6

Ingrédients

- 1300 g de pommes de terre rouges, coupées en deux
- 2 cuillères de persil haché
- 5 gousses d'ail, hachées
- ½ cuillère de basilic séché
- ½ cuillère d'origan séché
- 1 cuillère de thym séché
- 2 cuillères d'huile d'olive
- Sel et poivre noir
- 2 cuillères de beurre
- ⅓ tasse de parmesan, râpé

Préparation

1. Dans un bol, mélangez les moitiés de pommes de terre avec le persil, l'ail, le basilic, l'origan, le thym, le sel, le poivre, l'huile et le beurre, mélangez bien et placez-les dans votre panier à friture à air.

2. Couvrez et faites cuire à 205 °C pendant 20 minutes, en les retournant une fois.

3. Saupoudrez de parmesan sur le dessus, répartissez les pommes de terre sur les assiettes et servez en accompagnement.

Valeurs nutritionnelles par portion

Calories 162, Matière grasse 5g, Fibres 5g, Glucides 7g, Protéines 5g

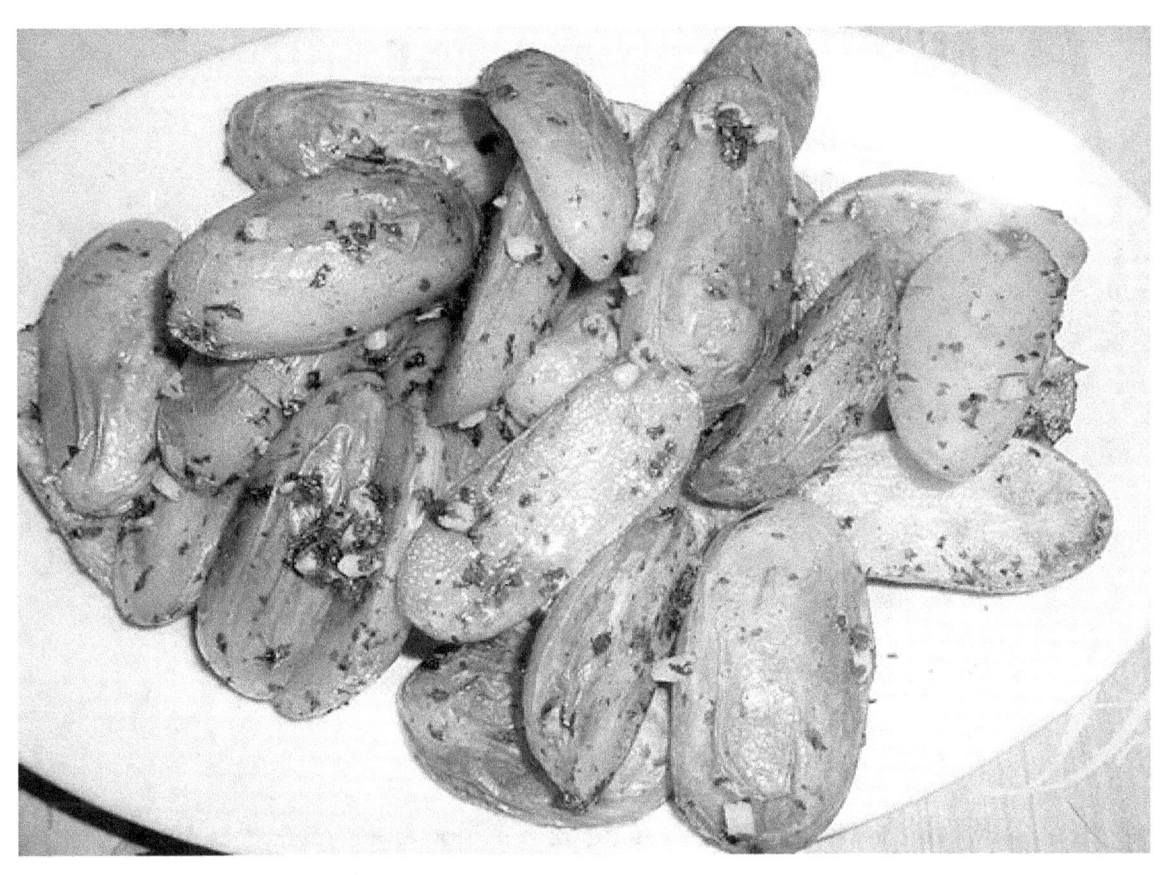

Galettes de chou-fleur

Temps de préparation : 10 minutes
Temps de cuisson : 10 minutes
Portions : 6

Ingrédients

- 3½ tasses de riz chou-fleur
- 2 œufs
- ¼ tasse de farine blanche
- ½ tasse de parmesan, râpé
- Sel et poivre noir
- Spray de cuisson

Préparation

1. Dans un bol, mélangez le riz au chou-fleur avec le sel et le poivre, remuez et pressez l'eau en excès.

2. Mettez le chou-fleur dans un autre bol, ajoutez les œufs, le sel, le poivre, la farine et le parmesan, remuez bien et formez vos galettes.

3. Graissez votre friteuse à air avec un spray de cuisson, chauffez-la à 200 °C, ajoutez les galettes de chou-fleur et faites-les cuire pendant 10 minutes en les retournant à mi-cuisson.

4. Répartissez les galettes sur des assiettes et servez-les comme accompagnement.

Valeurs nutritionnelles par portion

Calories 125, Matière grasse 2g, Fibres 6g, Glucides 8g, Protéines 3g

Tomates aux herbes

Temps de préparation : 10 minutes
Temps de cuisson : 15 minutes
Portions : 4

Ingrédients

- 4 grosses tomates, coupées en deux
- Sel et poivre noir
- 1 cuillère d'huile d'olive
- 2 gousses d'ail, hachées
- ½ cuillère de thym haché

Préparation

1. Dans le bol de votre friteuse, mélangez les tomates avec le sel, le poivre, l'huile, l'ail et le thym, remuez et faites cuire à 200 °C pendant 15 minutes.

2. Répartissez-les dans les assiettes et servez-les comme accompagnement.

Valeurs nutritionnelles par portion

Calories 112, Matière grasse 1g, Fibres 3g, Glucides 4g, Protéines 4g

Poivrons rôtis

Temps de préparation : 10 minutes
Temps de cuisson : 20 minutes
Portions : 4

Ingrédients

- 4 poivrons rouges, coupés en lanières
- 4 poivrons verts, coupés en lanières
- 4 poivrons jaunes, coupés en lanières
- 1 oignon jaune, haché
- 1 cuillère de paprika doux
- 1 cuillère d'huile d'olive
- Sel et poivre noir

Préparation

1. Dans le bol de votre friteuse, mélangez les poivrons rouges avec les poivrons verts et jaunes.

2. Ajoutez le paprika, l'huile, l'oignon, le sel et le poivre, remuez et faites cuire à 175 °C pendant 20 minutes.

3. Répartissez dans les assiettes et servez comme plat d'accompagnement.

Valeurs nutritionnelles par portion

Calories 142, Matière grasse 4g, Fibres 4g, Glucides 7g, Protéines 4g

Endives à la crème

Temps de préparation : 10 minutes
Temps de cuisson : 10 minutes
Portions : 6

Ingrédients

- 6 endives, parées et coupées en deux
- 1 cuillère de poudre d'ail
- ½ tasse de yogourt grec
- ½ cuillère de curry en poudre
- Sel et poivre noir
- 3 cuillères de jus de citron

Préparation

1. Dans un bol, mélangez les endives avec la poudre d'ail, le yogourt, la poudre de cari, le sel, le poivre et le jus de citron, mélangez, laissez reposer pendant 10 minutes et placez-les dans votre friteuse.

2. Faites cuire les endives à 175 °C pendant 10 minutes, répartissez-les dans des assiettes et servez-les comme garniture.

Valeurs nutritionnelles par portion

Calories 100, Matière grasse 2g, Fibres 2g, Glucides 7g, Protéines 4g

Carottes rôties

Temps de préparation : 10 minutes
Temps de cuisson : 20 minutes
Portions : 4

Ingrédients

- 450 g de mini-carottes
- 2 cuillères d'huile d'olive
- 1 cuillère d'herbes de Provence
- 4 cuillères de jus d'orange

Préparation

1. Dans le panier de la friteuse, mélangez les carottes avec les herbes de Provence, l'huile et le jus d'orange, remuez et faites cuire à 160 °C pendant 20 minutes.

2. Répartissez dans les assiettes et servez comme plat d'accompagnement.

Valeurs nutritionnelles par portion

Calories 112, Matière grasse 2g, Fibres 3g, Glucides 4g, Protéines 3g

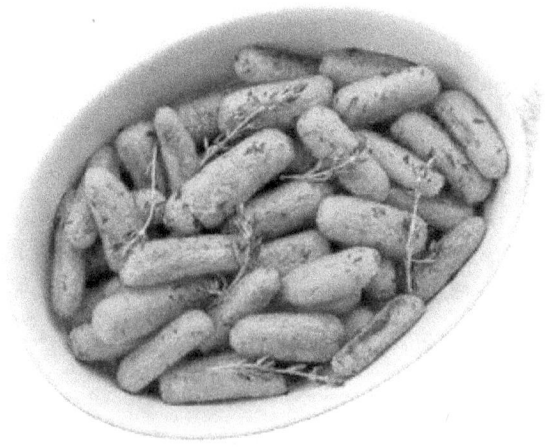

Brocoli frit

Temps de préparation : 10 minutes
Temps de cuisson : 20 minutes
Portions : 4

Ingrédients

- 1 cuillère de graisse de canard
- 1 tête de brocoli, fleurons séparés
- 3 gousses d'ail, hachées
- Jus de ½ citron
- 1 cuillère de graines de sésame

Préparation

1. Faites chauffer votre friteuse à 175 °C, ajoutez de la graisse de canard et chauffez encore.

2. Ajoutez le brocoli, l'ail, le jus de citron et les graines de sésame, remuez et faites cuire pendant 20 minutes.

3. Répartissez dans les assiettes et servez comme plat d'accompagnement.

Valeurs nutritionnelles par portion

Calories 132, Matière grasse 3g, Fibres 3g, Glucides 6g, Protéines 4g

Pommes de terre rouges et haricots verts

Temps de préparation : 10 minutes
Temps de cuisson : 15 minutes
Portions : 4

Ingrédients

- 450 g de pommes de terre rouges, coupées en quartiers
- 450 g de haricots verts
- 2 gousses d'ail, hachées finement
- 2 cuillères d'huile d'olive
- Sel et poivre noir
- ½ cuillère d'origan séché

Préparation

1. Dans une poêle adaptée à votre friteuse, combinez les pommes de terre avec les haricots verts, l'ail, l'huile, le sel, le poivre et l'origan, remuez, introduisez dans votre friteuse et faites cuire à 195 °C pendant 15 minutes.

2. Répartissez dans les assiettes et servez comme plat d'accompagnement.

Valeurs nutritionnelles par portion

Calories 201, Matière grasse 6g, Fibres 4g, Glucides 8g, Protéines 5g

Tortillas chips

Temps de préparation : 10 minutes
Temps de cuisson : 6 minutes
Portions : 4

Ingrédients

- 8 tortillas de maïs, coupées en triangles
- Sel et poivre noir
- 1 cuillère d'huile d'olive
- Une pincée de poudre d'ail
- Une pincée de paprika doux

Préparation

1. Dans un bol, mélangez les chips de tortilla avec l'huile, ajoutez le sel, le poivre, la poudre d'ail et le paprika, remuez bien, placez-les dans le panier de votre friteuse et faites-les cuire à 205 °C pendant 6 minutes.

2. Servez-les comme accompagnement.

Valeurs nutritionnelles par portion

Calories 53, Matière grasse 1g, Fibres 1g, Glucides 6g, Protéines 4g

Croquettes de courgettes

Temps de préparation : 10 minutes
Temps de cuisson : 10 minutes
Portions : 4

Ingrédients

- 1 carotte, râpée
- 1 courgette râpée
- 2 tranches de pain émiettées
- 1 œuf
- Sel et poivre noir
- ½ cuillère de paprika doux
- 1 cuillère d'ail haché finement
- 2 cuillères de fromage parmesan, râpé
- 1 cuillère de farine de maïs

Préparation

1. Mettez les courgettes dans un bol, ajoutez du sel, laissez reposer 10 minutes, pressez l'excès d'eau et versez-les dans un autre bol.

2. Ajoutez les carottes, le sel, le poivre, le paprika, l'ail, la farine, le parmesan, l'œuf et la chapelure, remuez bien, formez 8 croquettes, placez-les dans votre friteuse et faites cuire à 180 °C pendant 10 minutes.

3. Répartissez dans les assiettes et servez comme plat d'accompagnement.

Valeurs nutritionnelles par portion

Calories 100, Matière grasse 3g, Fibres 1g, Glucides 7g, Protéines 4g

Légumes à la grecque

Temps de préparation : 10 minutes
Temps de cuisson : 45 minutes
Portions : 4

Ingrédients

- 1 aubergine, tranchée
- 1 courgette, tranchée
- 2 poivrons rouges, hachés
- 2 gousses d'ail, hachées finement
- 3 cuillères d'huile d'olive
- 1 feuille de laurier
- 1 ressort de thym, haché
- 2 oignons, hachés
- 4 tomates, coupées en quartiers
- Sel et poivre noir

Préparation

1. Dans le bol de votre friteuse, mélangez les tranches d'aubergines avec les courgettes, les poivrons, l'ail, l'huile, le laurier, le thym, les oignons, les tomates, le sel et le poivre, mélangez et faites-les cuire à 150 °C pendant 35 minutes.

2. Répartissez dans les assiettes et servez comme plat d'accompagnement.

Valeurs nutritionnelles par portion

Calories 200, Matière grasse 1g, Fibres 3g, Glucides 7g, Protéines 6g

Artichauts au citron

Temps de préparation : 10 minutes
Temps de cuisson : 15 minutes
Portions : 4

Ingrédients

- 2 artichauts moyens, parés et coupés en deux
- 2 cuillères de jus de citron
- Sel et poivre noir

Préparation

1. Graissez votre friteuse à air avec un spray de cuisson, ajoutez les artichauts, arrosez le jus de citron et arrosez le sel et le poivre noir et faites-les cuire à 190 °C pendant 15 minutes.

2. Répartissez-les sur des assiettes et servez-les en accompagnement.

Valeurs nutritionnelles par portion

Calories 121, Matière grasse 3g, Fibres 6g, Glucides 9g, Protéines 4g

Betterave à l'ail

Temps de préparation : 10 minutes
Temps de cuisson : 15 minutes
Portions : 4

Ingrédients

- 4 betteraves lavées, pelées et coupées en gros morceaux
- 1 cuillère d'huile d'olive
- Sel et noir au goût
- 2 gousses d'ail, hachées finement
- 1 cuillère de jus de citron

Préparation

1. Dans un bol, mélangez les betteraves avec l'huile, le sel, le poivre, l'ail et le jus de citron, mélangez bien, transférez dans le panier de votre friteuse et faites-les cuire à 205 °C pendant 15 minutes.

2. Répartissez les quartiers de betteraves dans les assiettes et servez-les comme garniture.

Valeurs nutritionnelles par portion

Calories 182, Matière grasse 6g, Fibres 3g, Glucides 8g, Protéines 2g

Mélange de courges d'été

Temps de préparation : 10 minutes
Temps de cuisson : 10
Portions : 4

Ingrédients

- 85 g de crème de noix de coco
- ½ cuillère d'origan séché
- Sel et poivre noir
- 1 grosse courge d'été jaune, pelée et coupée en cubes
- ⅓ tasse de carottes, coupées en cubes
- 2 cuillères d'huile d'olive

Préparation

1. Dans une poêle adaptée à votre friteuse, mélangez la courge avec la carotte, l'huile, l'origan, le sel, le poivre et la crème de coco, remuez, transférez dans votre friteuse et faites cuire à 200 °C pendant 10 minutes.

2. Répartissez dans les assiettes et servez comme plat d'accompagnement.

Valeurs nutritionnelles par portion

Calories 170, Matière grasse 4g, Fibres 7g, Glucides 8g, Protéines 6g

DÉSERTS

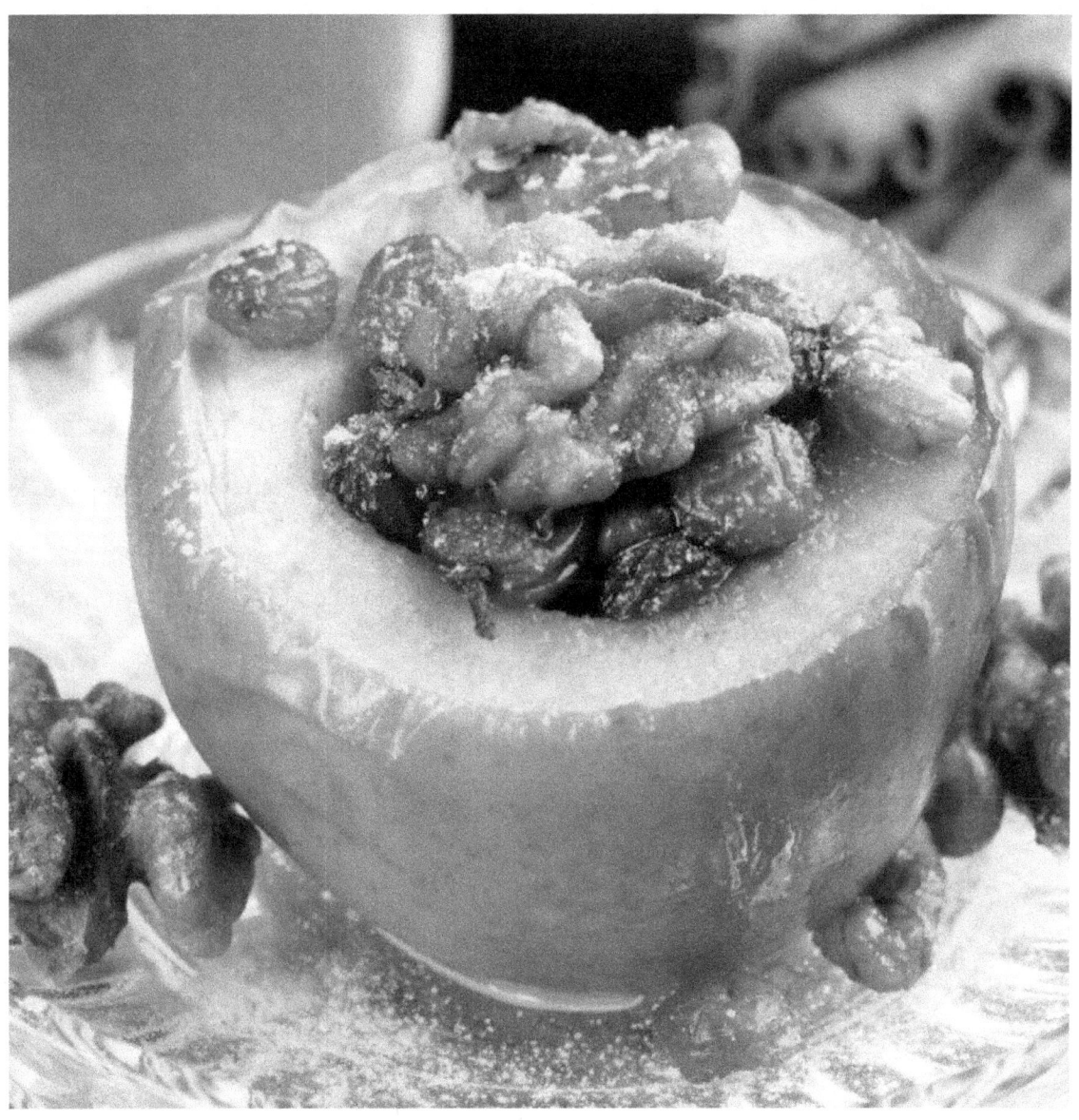

Beignets faciles

Temps de préparation : 10 minutes
Temps de cuisson : 15 minutes
Portions : 4

Ingrédients

- 225 g de farine de blé entier
- 2 cuillères de sucre de coco
- 1 cuillère de farine de lin mélangée à 2 cuillères d'eau
- 2½ cuillères d'huile végétale
- 115 g de lait d'amande
- 1 cuillère de levure chimique

Préparation

1. Dans un bol, mélangez 1 cuillère d'huile avec le sucre, la levure chimique et la farine et remuez.

2. Dans un deuxième bol, mélangez la farine de lin avec 1½ cuillère d'huile et de lait et remuez bien.

3. Mélangez les 2 mélanges, remuez, façonnez les beignets de ce mélange, placez-les dans le panier de votre friteuse et faites cuire à 180 °C pendant 15 minutes.

4. Servez-les tièdes.

Valeurs nutritionnelles par portion

Calories 210, Matière grasse 12g, Fibres 1g, Glucides 12g, Protéines 4g

Poires enrobées

Temps de préparation : 10 minutes
Temps de cuisson : 15 minutes
Portions : 4

Ingrédients

- 4 feuilles de pâte feuilletée
- 400 g de crème anglaise à la vanille
- 2 poires, coupées en deux
- 1 œuf, fouetté
- ½ cuillère de cannelle en poudre
- 2 cuillères de sucre

Préparation

1. Placez les tranches de pâte feuilletée sur une surface de travail, ajoutez des cuillerées de crème pâtissière à la vanille au centre de chacune, garnissez de moitié de poires et enveloppez-les.

2. Enduisez les poires d'œuf, saupoudrez de sucre et de cannelle, placez-les dans le panier de la friteuse et faites cuire à 160 °C pendant 15 minutes.

3. Répartissez les morceaux sur des assiettes et servez.

Valeurs nutritionnelles par portion

Calories 200, Matière grasse 2g, Fibres 1g, Glucides 15g, Protéines 3g

Bananes frites

Temps de préparation : 10 minutes
Temps de cuisson : 15 minutes
Portions : 4

Ingrédients

- 8 bananes, pelées et coupées en deux
- 2 œufs
- ½ tasse de farine de maïs
- 3 cuillères de beurre
- 3 cuillères de sucre
- 1 tasse de chapelure

Préparation

1. Faites chauffer une poêle avec le beurre à feu moyen vif, ajoutez la chapelure, remuez et faites cuire pendant 4 minutes, puis transférez dans un bol.

2. Roulez les bananes dans la farine, les œufs et le mélange de chapelure, disposez-les dans le panier de la friteuse, saupoudrez de sucre et faites-les cuire à 140 °C pendant 10 minutes.

3. Servez tout de suite.

Valeurs nutritionnelles par portion

Calories 164, Matière grasse 1g, Fibres 4g, Glucides 32g, Protéines 4g

Pain à l'orange

Temps de préparation : 20 minutes
Temps de cuisson : 40 minutes
Portions : 8

Ingrédients

- 1 orange, pelée et tranchée
- Jus de 2 oranges
- 3 cuillères d'huile végétale
- 2 cuillères de farine de lin avec 2 cuillères d'eau
- ¾ tasse de sucre de coco de noix de coco + 2 cuillères
- ¾ tasse de farine de blé entier
- ¾ tasse d'amandes, moulues

Préparation

1. Graissez un moule à pain avec un peu d'huile, saupoudrez 2 cuillères de sucre et disposez les tranches d'orange sur le fond.

2. Dans un bol, mélangez l'huile avec ¾ tasse de sucre, les amandes, la farine et le jus d'orange, remuez, ajoutez-les sur des tranches d'orange, placez la poêle dans votre friteuse et faites cuire à 180 °C pendant 40 minutes.

3. Tranchez et servez le pain tout de suite.

Valeurs nutritionnelles par portion

Calories 202, Matière grasse 3g, Fibres 2g, Glucides 6g, Protéines 6g

Cheese-cake au gingembre

Temps de préparation : 130 minutes
Temps de cuisson : 20 minutes
Portions : 6

Ingrédients

- ½ tasse de biscuits au gingembre, émiettés
- 450 g de fromage à la crème, à pâte molle
- 2 œufs
- ½ tasse de sucre
- 1 cuillère de rhum
- 2 cuillères de beurre fondu
- ½ cuillère d'extrait de vanille
- ½ cuillère de muscade moulue

Préparation

1. Beurrez une poêle avec le beurre et étalez la chapelure de biscuits sur le fond.

2. Dans un bol, battez le fromage à la crème avec la muscade, la vanille, le rhum et les œufs, fouettez bien et étalez-le sur la chapelure.

3. Placez dans votre friteuse et faites cuire à 170 °C pendant 20 minutes.

4. Laissez refroidir le gâteau au fromage et gardez-le au réfrigérateur pendant 2 heures avant de le trancher et de le servir.

Valeurs nutritionnelles par portion

Calories 412, Matière grasse 12g, Fibres 6g, Glucides 20g, Protéines 6g

Cookies au cacao

Temps de préparation : 10 minutes
Temps de cuisson : 14 minutes
Portions : 12

Ingrédients

- 170 g d'huile de noix de coco, fondue
- 6 œufs
- 85 g de cacao en poudre
- 2 cuillères de vanille
- ½ cuillère de levure chimique
- 115 g de fromage à la crème
- 5 cuillères de sucre

Préparation

1. Dans un mixeur, fouettez les œufs avec l'huile de noix de coco, la poudre de cacao, la poudre à pâte, la vanille, le fromage à la crème et mélangez au batteur.

2. Versez le tout dans un plat doublé adapté à votre friteuse, introduisez-le dans la friteuse à 160 °C et faites-le cuire pendant 14 minutes.

3. Tranchez la plaque à biscuits en rectangles et servez.

Valeurs nutritionnelles par portion

Calories 178, Matière grasse 14g, Fibres 2g, Glucides 3g, Protéines 5g

Scones aux bleuets

Temps de préparation : 10 minutes
Temps de cuisson : 10 minutes
Portions : 10

Ingrédients

- 1 tasse de farine blanche
- 1 tasse de bleuets
- 2 œufs
- ½ tasse de crème épaisse
- ½ tasse de beurre
- 5 cuillères de sucre
- 2 cuillères d'extrait de vanille
- 2 cuillères de levure chimique

Préparation

1. Dans un bol, mélangez la farine, le sel, la poudre à pâte et les bleuets et remuez.

2. Dans un autre bol, mélangez la crème épaisse avec le beurre, l'extrait de vanille, le sucre et les œufs et remuez bien.

3. Combinez les 2 mélanges, pétrissez jusqu'à l'obtention d'une pâte, façonnez 10 triangles à partir de ce mélange, placez-les sur une plaque à pâtisserie doublée qui s'adapte à votre friteuse et faites-les cuire à 160 °C pendant 10 minutes.

4. Servez-les froids.

Valeurs nutritionnelles par portion

Calories 130, Matière grasse 2g, Fibres 2g, Glucides 4g, Protéines 3g

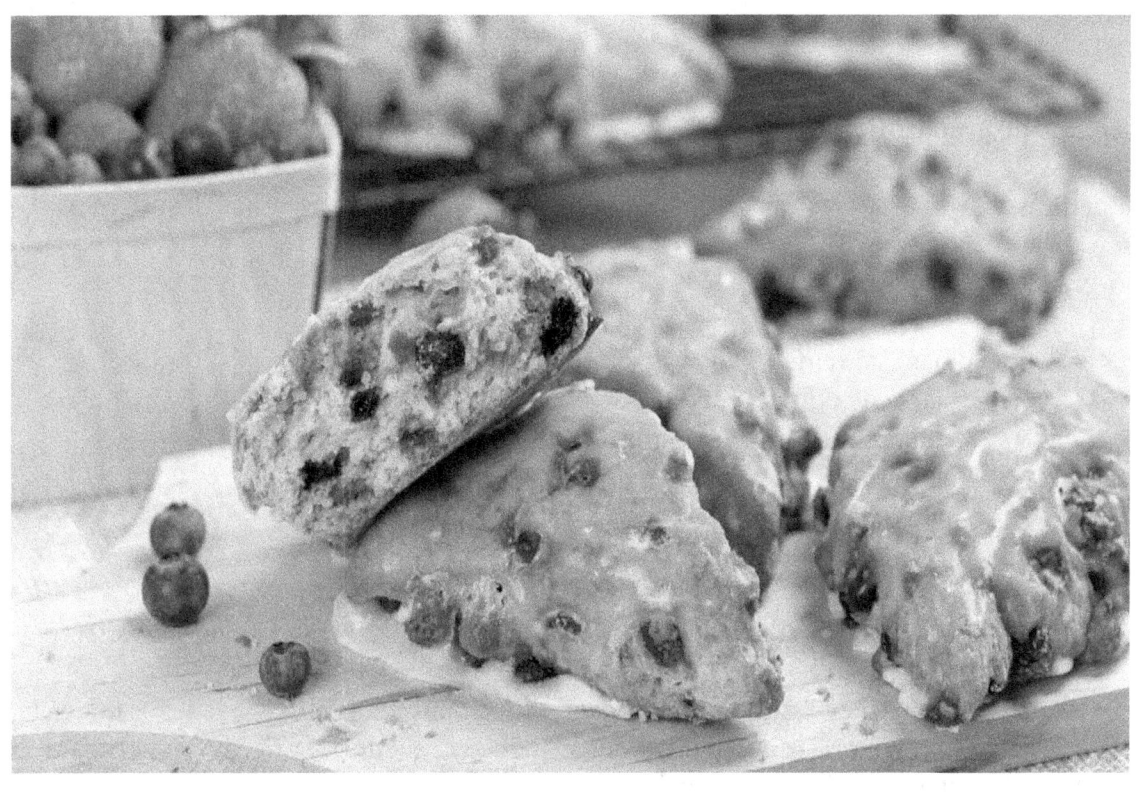

Macarons

Temps de préparation : 10 minutes
Temps de cuisson : 8 minutes
Portions : 20

Ingrédients

- 4 blancs d'œufs
- 2 tasses de noix de coco, râpée
- 1 cuillère d'extrait de vanille
- 2 cuillères de sucre

Préparation

1. Dans un bol, mélangez les blancs d'œufs avec le sucre et battez au batteur.

2. Ajoutez l'extrait de noix de coco et l'extrait de vanille, fouettez à nouveau, façonnez de petites boules de ce mélange, mettez-les dans votre friteuse et faites cuire à 170 °C pendant 8 minutes.

3. Servez les macarons froids.

Valeurs nutritionnelles par portion

Calories 55, Matière grasse 6g, Fibres 1g, Glucides 2g, Protéines 1g

Brownies aux dattes

Temps de préparation : 10 minutes
Temps de cuisson : 15 minutes
Portions : 8

Ingrédients

- 800 g de lentilles en conserve, rincées et égouttées
- 12 dates
- 1 cuillère de miel
- 1 banane, pelée et hachée
- ½ cuillère de bicarbonate de soude
- 4 cuillères de beurre d'amande
- 2 cuillères de cacao en poudre

Préparation

1. Dans votre robot culinaire, mélangez les lentilles avec le beurre, la banane, le cacao, le bicarbonate de soude et le miel et mélangez vraiment bien.

2. Ajoutez les dattes, mélangez-les quelques fois de plus, versez-les dans une poêle graissée adaptée à votre friteuse, étalez-les uniformément, introduisez-les dans la friteuse à 180 °C et faites-les cuire pendant 15 minutes.

3. Sortez les brownies, coupez-les, placez-les sur un plat et servez-les.

Valeurs nutritionnelles par portion

Calories 162, Matière grasse 4g, Fibres 2g, Glucides 3g, Protéines 4g

Cake à la ricotta

Temps de préparation : 10 minutes
Temps de cuisson : 70 minutes
Portions : 4

Ingrédients

- 8 œufs, fouettés
- 1300 g de fromage ricotta
- 200 g de sucre
- Zeste de 1 citron
- Zeste d'une orange

Préparation

1. Dans un bol, mélangez les œufs avec le sucre, le fromage, le citron et le zeste d'orange et remuez très bien.

2. Graissez une poêle à frire adaptée à votre friteuse avec de la pâte à frire, étalez le mélange de ricotta, introduisez-la dans la friteuse à 200 °C et faites-la cuire pendant 30 minutes.

3. Réduisez la température à 190 °C et laissez cuire encore pendant 40 minutes de plus.

4. Retirez de la friteuse, laissez refroidir le cake et servez.

Valeurs nutritionnelles par portion

Calories 110, Matière grasse 3g, Fibres 2g, Glucides 3g, Protéines 4g

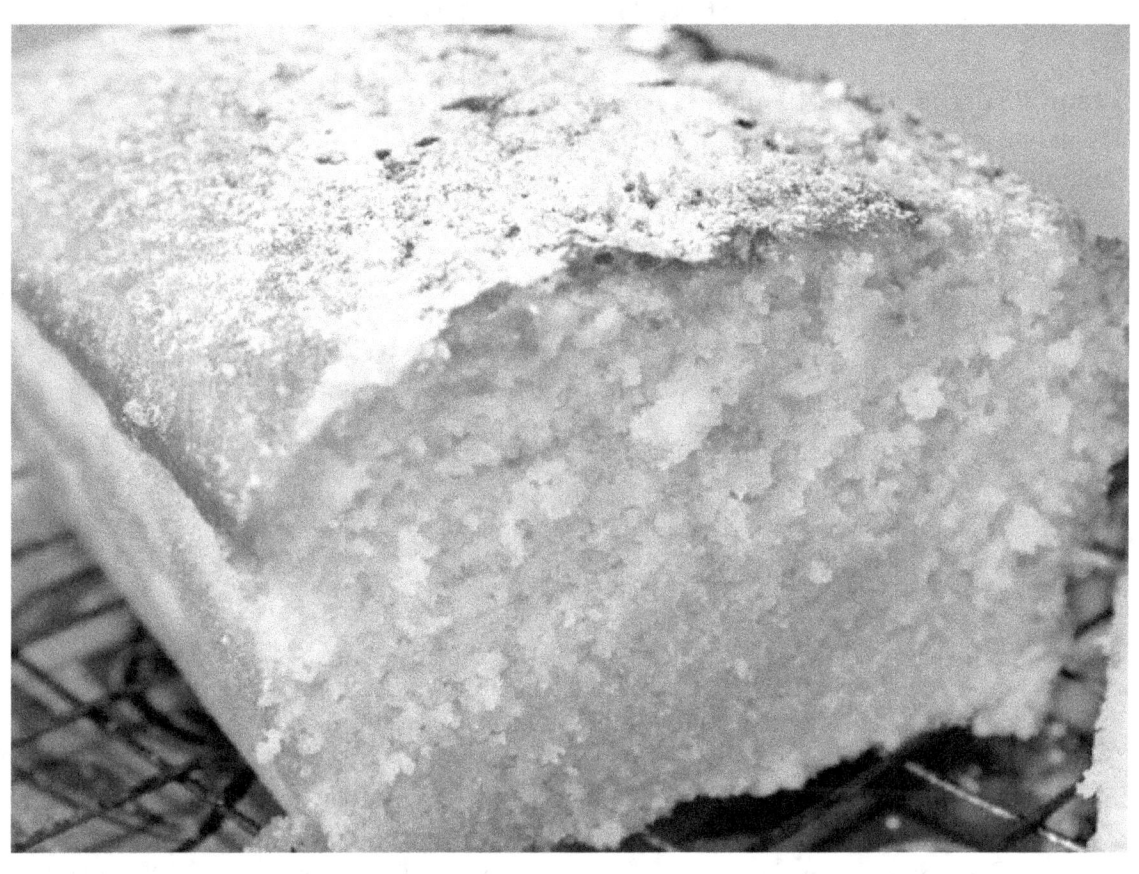

Pouding aux bleuets

Temps de préparation : 10 minutes
Temps de cuisson : 25 minutes
Portions : 6

Ingrédients

- 2 tasses de farine
- 2 tasses de flocons d'avoine
- 8 tasses de bleuets
- 1 bâtonnet de beurre fondu
- 1 tasse de noix, hachées
- 3 cuillères de sirop d'érable
- 2 cuillères de romarin haché

Préparation

1. Étalez les bleuets dans un moule graissé et réservez.

2. Au robot culinaire, mélangez les flocons d'avoine avec la farine, les noix, le beurre, le sirop d'érable et le romarin, mélangez bien, étalez-les sur les bleuets, introduisez le tout dans votre friteuse et faites cuire à 175 °C pendant 25 minutes.

3. Laissez le dessert refroidir, coupez-le et servez.

Valeurs nutritionnelles par portion

Calories 150, Matière grasse 3g, Fibres 2g, Glucides 7g, Protéines 4g

Dessert aux poires

Temps de préparation : 10 minutes
Temps de cuisson : 25 minutes
Portions : 12

Ingrédients

- 6 grosses poires, évidées et hachées
- ½ tasse de raisins secs
- 1 cuillère de gingembre en poudre
- ¼ tasse de sucre de noix de coco
- 1 cuillère de zeste de citron

Préparation

1. Dans une poêle adaptée à votre friteuse, mélangez les poires avec les raisins secs, le gingembre, le sucre et le zeste de citron, remuez, introduisez dans la friteuse et faites cuire à 175 °C pendant 25 minutes.

2. Répartissez dans des bols et servez froid.

Valeurs nutritionnelles par portion

Calories 200, Matière grasse 3g, Fibres 4g, Glucides 6g, Protéines 6g

Figues au beurre de coco

Temps de préparation : 6 minutes
Temps de cuisson : 4 minutes
Portions : 3

Ingrédients

- 2 cuillères de beurre de coco
- 12 figues, coupées en deux
- ¼ tasse de sucre
- 1 tasse d'amandes grillées et hachées

Préparation

1. Mettez le beurre dans une poêle adaptée à votre friteuse et faites fondre à feu moyen vif.

2. Ajoutez les figues, le sucre et les amandes, remuez, introduisez dans votre friteuse et faites cuire à 150 °C pendant 4 minutes.

3. Répartissez dans des bols et servez froid.

Valeurs nutritionnelles par portion

Calories 170, Matière grasse 4g, Fibres 5g, Glucides 7g, Protéines 9g

Pommes farcies

Temps de préparation : 10 minutes
Temps de cuisson : 25 minutes
Portions : 5

Ingrédients

- 5 pommes, le dessus coupé et évidé
- 5 figues
- ⅓ tasse de sucre de coco
- ¼ tasse de pacanes, hachées
- 2 cuillères de zeste de citron
- ½ cuillère de cannelle en poudre
- 1 cuillère de jus de citron
- 1 cuillère d'huile de noix de coco

Préparation

1. Dans un bol, mélangez les figues, le sucre de coco, les pacanes, le zeste de citron, la cannelle, le jus de citron et l'huile de noix de coco et remuez.

2. Farcissez les pommes avec ce mélange, introduisez-les dans votre friteuse et faites-les cuire à 185 °C pendant 25 minutes.

Valeurs nutritionnelles par portion

Calories 200, Matière grasse 1g, Fibres 2g, Glucides 6g, Protéines 3g

Cookies aux amandes

Temps de préparation : 10 minutes
Temps de cuisson : 30 minutes
Portions : 12

Ingrédients

- 1 cuillère de graines de lin mélangées à 2 cuillères d'eau
- ¼ tasse d'huile de noix de coco, fondue
- 1 tasse de sucre de coco
- ½ cuillère d'extrait de vanille
- 1 cuillère de levure chimique
- 1½ tasse de farine d'amandes
- ½ tasse d'amandes, hachées

Préparation

1. Dans un bol, mélangez l'huile avec le sucre, l'extrait de vanille et la farine de lin et fouettez.

2. Ajoutez la levure chimique, la farine d'amandes et les amandes et remuez bien.

3. Étalez la pâte à biscuits sur une plaque à pâtisserie doublée, introduisez-la dans votre friteuse et faites cuire à 170 °C pendant 30 minutes.

4. Laissez refroidir la plaque à biscuits, coupez-la en morceaux moyens et servez.

Valeurs nutritionnelles par portion

Calories 210, Matière grasse 2g, Fibres 1g, Glucides 7g, Protéines 6g

Barres au citron

Temps de préparation : 10 minutes
Temps de cuisson : 25 minutes
Portions : 6

Ingrédients

- 4 œufs
- 2¼ tasses de farine
- Jus de 2 citrons
- 1 tasse de beurre, mou
- 2 tasses de sucre

Préparation

1. Dans un bol, mélangez le beurre avec ½ tasse de sucre et 2 tasses de farine, remuez bien, pressez sur le fond d'une poêle adaptée à votre friteuse, introduisez dans la friteuse et faites cuire à 175 °C pendant 10 minutes.

2. Dans un autre bol, mélangez le reste du sucre avec le reste de la farine, les œufs et le jus de citron, fouettez bien et étalez sur la croûte.

3. Introduisez dans la friteuse à 175 °C pendant 15 minutes de plus, laissez refroidir, coupez les barres et servez-les.

Valeurs nutritionnelles par portion

Calories 125, Matière grasse 4g, Fibres 4g, Glucides 16g, Protéines 2g

Barres aux framboises

Temps de préparation : 10 minutes
Temps de cuisson : 6 minutes
Portions : 12

Ingrédients

- ½ tasse de beurre de noix de coco, fondu
- ½ tasse d'huile de noix de coco
- ½ tasse de framboises séchées
- ½ tasse de noix de coco, râpée

Préparation

1. Dans votre robot culinaire, mixez bien les baies séchées.

2. Dans un bol qui convient à votre friteuse, mélangez l'huile avec le beurre, versez, la noix de coco et les framboises, remuez bien, introduisez dans la friteuse et faites cuire à 160 °C pendant 6 minutes.

3. Étalez le tout sur une plaque à pâtisserie doublée, conservez au réfrigérateur pendant une heure, tranchez et servez.

Valeurs nutritionnelles par portion

Calories 164, Matière grasse 22g, Fibres 2g, Glucides 4g, Protéines 2g

Carrés sucrés

Temps de préparation : 10 minutes
Temps de cuisson : 30 minutes
Portions : 6

Ingrédients

- 1 tasse de farine
- ½ tasse de beurre, doux
- 1¼ tasse de sucre
- 2 cuillères de zeste de citron, râpé
- 2 cuillères de jus de citron
- 2 œufs, fouettés
- ½ cuillère de levure chimique

Préparation

1. Dans un bol, mélangez la farine avec le sucre en poudre et le beurre, remuez bien, pressez sur le fond d'une poêle adaptée à votre friteuse, introduisez-la dans la friteuse et faites cuire à 175 °C pendant 14 minutes.

2. Dans un autre bol, mélangez le sucre avec le jus de citron, le zeste de citron, les œufs et la poudre à pâte, mélangez à l'aide d'un batteur et étalez sur la croûte cuite.

3. Faites cuire 15 minutes de plus, laissez refroidir, coupez en carrés moyens et servez froid.

Valeurs nutritionnelles par portion

Calories 100, Matière grasse 4g, Fibres 1g, Glucides 12g, Protéines 1g

Barres aux noix de cajou

Temps de préparation : 10 minutes
Temps de cuisson : 15 minutes
Portions : 6

Ingrédients

- ⅓ tasse de miel
- ¼ tasse de farine d'amandes
- 1 cuillère de beurre d'amande
- 1½ tasse de noix de cajou hachées
- 4 dattes, hachées
- ¾ tasse de noix de coco, râpée
- 1 cuillère de graines de chia

Préparation

1. Dans un bol, mélangez le miel avec la farine d'amandes et le beurre d'amandes et remuez bien.

2. Ajoutez les noix de cajou, la noix de coco, les dattes et les graines de chia et remuez bien.

3. Étalez le tout sur une plaque à pâtisserie doublée et adaptée à votre friteuse à air et pressez bien.

4. Introduisez dans la friteuse et faites cuire à 150 °C pendant 15 minutes.

5. Laissez refroidir le mélange, coupez-le en barres moyennes et servez.

Valeurs nutritionnelles par portion

Calories 121, Matière grasse 4g, Fibres 7g, Glucides 5g, Protéines 6g

Craquelins aux bleuets

Temps de préparation : 10 minutes
Temps de cuisson : 30 minutes
Portions : 12

Ingrédients

- ½ tasse de beurre de noix de coco
- ½ tasse d'huile de noix de coco
- 1 tasse de bleuets
- 3 cuillères de sucre

Préparation

1. Dans une poêle adaptée à votre friteuse, mélangez le beurre de coco avec l'huile de coco, les framboises et le sucre, remuez, introduisez dans la friteuse et faites cuire à 185 °C pendant 30 minutes.

2. Étalez le tout sur une plaque à pâtisserie tapissée, conservez au réfrigérateur pendant quelques heures, tranchez les craquelins et servez.

Valeurs nutritionnelles par portion

Calories 174, Matière grasse 5g, Fibres 2g, Glucides 4g, Protéines 7g

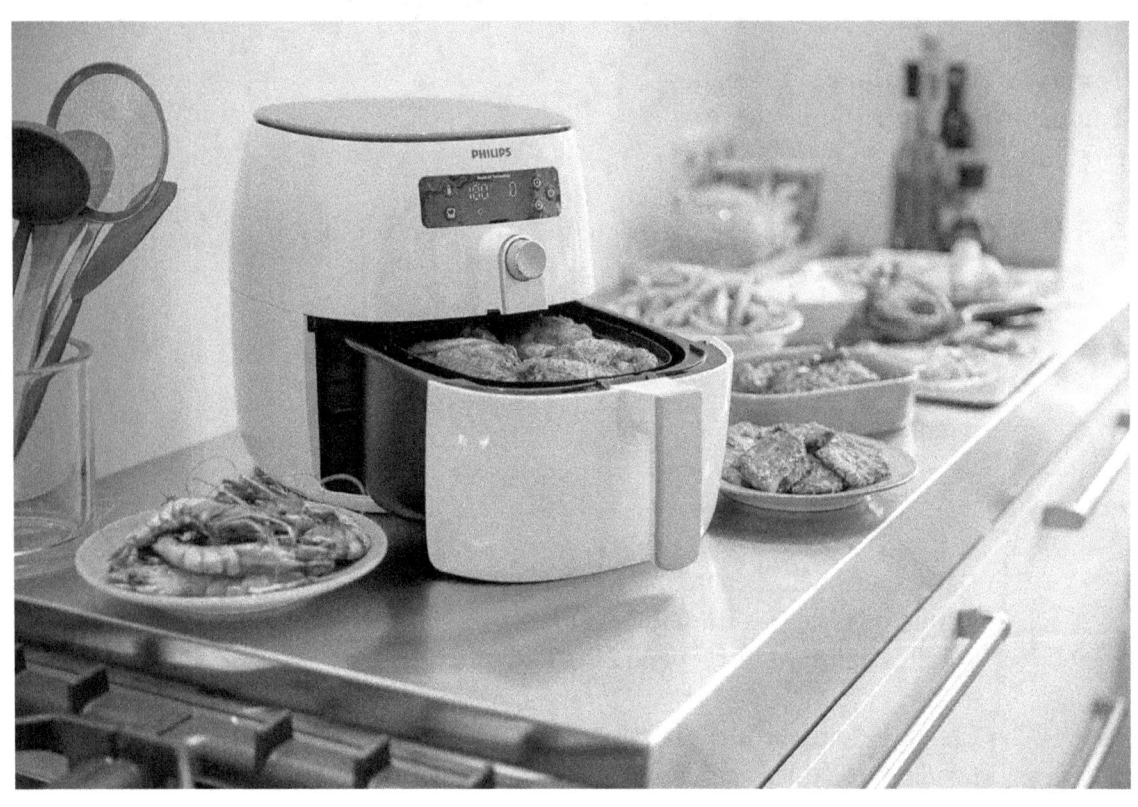

Conclusion

La friture à l'air est l'une des méthodes de cuisson les plus populaires de nos jours et les friteuses à air sont devenues l'un des outils les plus étonnants dans la cuisine.

Les friteuses à air vous aident à préparer des repas sains et délicieux en un temps record ! Vous n'avez pas besoin d'être un expert en cuisine pour préparer des plats spéciaux pour vous et vos bien-aimés !

Vous n'avez qu'à posséder une friteuse à air et cette collection des 100 meilleures recettes pour friteuse à air !

Vous ferez les meilleurs plats du monde et vous impressionnerez tout le monde autour de vous avec vos repas faits maison !

Conversion des unités de mesure

Conversion de mesure liquide - tasse en millilitre	
1/8 cuilliere à thé =	0.5 ml
1/4 cuilliere à thé =	1.25 ml
1/2 cuilliere à thé =	2.5 ml
1 cuilliere à thé =	5 ml
1 1/2 cuilliere à thé =	7.5 ml
1/4 cuilliere à thé =	4 ml
1/2 cuilliere à thé =	7.5 ml
1 cuilliere à thé =	15 ml
1/8 tasse =	30 ml
1/4 tasse =	60 ml
1/3 tasse =	80 ml
3/8 tasse =	90 ml
1/2 tasse =	125 ml
5/8 tasse =	150 ml
2/3 tasse =	160 ml
3/4 tasse =	180 ml
7/8 tasse =	210 ml
1 tasse =	250 ml
1 1/4 tasse =	300 ml
1 1/2 tasse =	375 ml
1 3/4 tasse =	475 ml
2 tasse =	500 ml
3 tasses =	750 ml
4 tasse =	1000 ml = 1 litre
8 tasse =	2000 ml = 2 litre

Conversion souvent utilisé pour les recettes (Liquide)	
62 ml de lait =	1/4 tasse
125 ml de lait =	1/2 tasse
188 ml de lait =	3/4 tasse
250 ml de lait =	1 tasse
375 ml de lait =	1 1/2 tasse
500 ml de lait =	2 tasses
1 litre de lait =	4 tasses
125 ml d'eau =	1/2 tasse
250 ml d'eau =	1 tasse
500 ml d'eau =	2 tasses

Conversion souvent utilisée pour les recettes (Solide)

30 ml de beurre =	1/8 tasse
60 ml de beurre =	1/4 tasse
120 ml de beurre =	1/2 tasse
100 grammes de beurre =	1/4 tasse
200 grammes de beurre =	1/2 tasse
300 grammes de beurre =	3/4 tasse
62 ml de sucre =	1/4 tasse
125 ml de sucre =	1/2 tasse
250 ml de sucre =	1 tasse
40 grammes de sucre =	50 ml
60 grammes de sucre =	75 ml
80 grammes de sucre =	100 ml
250 ml de cassonade =	1 tasses
500 ml de cassonade =	2 tasses
5 ml de poudre a pate =	1 cuillere a the
1/4 tasse de margarine =	50 grammes
1/2 tasse de margarine =	100 grammes
3/4 tasse de margarine =	150 grammes
1 tasse de margarine =	200 grammes
1 cuillère a soupe de beurre =	15 grammes
1/2 tasse de beurre =	100 grammes
1 tasse de beurre =	200 grammes
1/2 tasse de farine =	58 grammes
1 tasse de farine =	115 grammes
2 tasse de farine =	230 grammes
1/2 tasse de sucre a glacer =	75 grammes
1 tasse de sucre a glacer =	150 grammes
1 1/3 tasse de flocon d'avoine =	100 grammes